これで安心！

親が70過ぎたら必ず備える40のこと

病気・介護・亡くなったあと

本田桂子 著

技術評論社

はじめに

■親の「万一」は、ある日突然やってくる

　私が40歳になったある日、実家の父から電話がかかってきました。滅多に電話をかけてこないので珍しいなと思っていると、父は沈んだ声で、「実は、お母さんがな……。健康診断で、がんがみつかったんや」
　もうすぐ70歳になる母が、たまたまいつもと違う病院で健診を受けたところ、すでにステージ4に達したがんが見つかったというのです。
　その前月、孫の七五三参りのためにうちに来たときはあれほど元気だったのにと、信じられない気持ちでした。あわてて実家に帰省して、母と一緒に病院を訪ねたところ、医者から受けたのは「余命1年」の宣告でした。
　その日を境に、私は母の闘病、続いて父の闘病と介護に悩む40代を過ごすことになったのです。

■親が元気でいられる時間は短い

　一般的に親が70代を迎える頃、子どもの多くは40代か50代です。この年代は、まさに働き盛り。仕事をバリバリこなし、家庭では家事・育児で忙しく、子どもが大きければ大学受験や就職のことで頭が痛い、そんな年頃です。
　いっぽう親は70代といっても、平均寿命が80歳以上の今、とても「老人」とは呼べないほど若々しい人が多く、子どもからみれば、まだまだ親として頼りになる存在です。
　けれども、親が元気でいられる時間は、そう長くありません。厚生

労働省の調査（2013年）によると、要介護や寝たきりになったりせずに日常生活を送れる期間（いわゆる健康寿命）は、男性は71.19歳、女性は74.21歳です。つまり、70歳をすぎれば誰しも、健康に重大な問題を抱えるおそれが出てくるのです。

■親の「万一」は、子どもの生活に大きな影響を与える

　もし、共働き家庭で突然どちらかの親が、事故や病気で介護が必要になったら、どうすればいいのでしょうか。親の世話をするために仕事を休んだり、子どもを託児所に預けたりと、生活に大きな支障が出てきます。場合によっては家族と別居したり、仕事をやめざるをえない人もいるでしょう。実家に通うための交通費がかさんだり、親の介護費用を負担する人もいるかもしれません。

　同様に、親が突然、亡くなったらどうでしょうか。あわただしく葬儀を終えたあとは、きょうだいで遺産分けについて話し合い、煩雑な相続手続に取りかかることになります。話し合いがうまくいかない場合は、相続手続きが進まないだけでなく、いわゆる「争族」に発展するおそれもあります。

　このように、親に「万が一」のことが起きたとき、子どもの人生に与える影響はとても大きいのです。

■親子ともに、将来のダメージを最小限に抑えるには

　たとえ、親が年をとって病気になったり、亡くなることが避けられないとしても、そのときに子どもが受けるマイナスの影響は、できるだけ最小限に抑えたいものです。

　そのためには、あらかじめ親が元気なうちに、将来のことを予測して対策を立てるしかありません。自動車を運転するとき、事故に備え

てシートベルトを着けるように、親が70代を迎える前に、万一のときのダメージを最小限にとどめるための準備をするのです。ちょっとした知識があるだけでも、いざというときの心構えや対処法が全然違ってくるはずです。

■親子でする「終活」が安心感につながる

　実は、私の母は、がんと診断される2年前に遺言書をつくっていました。万一のことがあったとき、子どもたちが相続手続きで困らないようにと、公証役場できちんとした遺言書をつくってくれたのです。

　そして、余命宣告を受けたあと、母はエンディングノートを書くとともに、「終活」を始めました。身の回りを整理し、将来、自分の葬儀を行う葬儀社を探し、納骨をお願いするために菩提寺を訪ねました。納得のいく説明を受け、永代供養墓の契約をすませた母は、とても安心したように見えました。

　余命宣告から5年後に、母は亡くなりました。遺言執行者（遺言書の内容を実現する人）に指名された私は、父やきょうだいの手をわずらわせることなく、すみやかに相続手続きをすませることができました。母は終活を行うことで、残りの日々を心安らかにすごせただけでなく、私たち家族の穏やかな暮らしも守ってくれたのです。

　今、実家には80代を迎えた父が暮らしています。脳梗塞（のうこうそく）を経験し、肝硬変の持病を抱える父がいつまで自立して生活できるのかはわかりません。しかし、父も母と同様、ひととおりの備えはしているので、万一のことがあっても、まわりに与えるダメージは最小限ですむはずです。

■親が元気なうちに、これからの備えを

　通常は、将来、親の介護が必要になったり、亡くなったときのことは、できれば考えたくないし、積極的に話題にもしたくないものです。でも、親が70代を迎えたら、いつまでも目をそらしているわけにはいきません。親に万一のことがあっても、子どもが自分たちの生活を守れるように、また、親が高齢期を安心して過ごせるようになるためにも、親がまだ元気なうちに準備する必要があります。

　将来、実際に親の「万一の事態」が起きたら、あなたや他の家族はどうなるのか。それに備えて、今、何を準備すべきなのか。本書をきっかけに、ぜひ親子で話し合ってみてください。

　まずは終活の第一歩として、親子でエンディングノートを書くことで、具体的な第一歩が踏み出せるはずです。本書が、そのきっかけになれば幸いです。

2017年2月　本田桂子

本書の効果的な使い方

❶ 今の状況を確認する

まずは、各章の最初の「チェックリスト」で、今の状況やお互いの考え方について確認しましょう。

❷ 親の考えを聞いてみる

見出しや本文を読みながら、気になったところを親に聞いてみましょう。たとえば、24ページを見ながら、「お母さん、生命保険ってまだ入っているの？」と聞けば、どんな種類の保険に入っているか教えてもらえるでしょう。

❸ 親に聞いたり、話し合ったことをメモする

各章の最後にメモ欄があるので、ぜひ利用してください。

❹ 付録の「終活準備シート」に記入する

葬儀や遺産相続など重要なことについて親がどう考えているのか、まとめて記入しましょう。❸のメモ欄の内容を書きうつすと簡単です。

❺ このシートを手がかりに、具体的な「終活」に取り組む

さっそく銀行に記帳に行く（P.137）、葬儀業者に見積りをとる（P.109）など、行動に移していきましょう。

> **Point** 親のこれからは、他の家族にも関係することなので、なるべくきょうだいや配偶者とも話し合いながら進めていきましょう。

これで安心! 親が70過ぎたら必ず備える40のこと……………**目次**

はじめに　3
本書の効果的な使い方　7

第1章 病気や入院　11

親が急に入院したらどうする？ ——————— 12
- 備え1　急な入院。さてどうする? ——————— 14
- 備え2　医療費はどれくらいかかる? ——————— 18
- 備え3　医療費の自己負担額を安くする方法がある ——————— 20
- 備え4　認知症は早期発見が大切 ——————— 26
- 備え5　がんや重病になったときは ——————— 28
- 備え6　脳死状態など、回復の見込みがなくなったら ——————— 30
- 備え7　健康維持のために親に勧めたいこと ——————— 32

column　生命保険を見直そう　24

第2章 介護　37

親に介護が必要になったらどうする? ——————— 38
- 備え8　要介護認定の申請をして、介護保険を利用しよう ——————— 40
- 備え9　要支援・要介護状態なら介護保険サービスが利用できる ——————— 44
- 備え10　自宅や施設で受けられる介護サービスにはどんなものがある? ——————— 46
- 備え11　介護費用の負担を減らす方法は? ——————— 50
- 備え12　親を介護しつつ、自分の暮らしを守る術 ——————— 54
- 備え13　遠距離介護になったら ——————— 56
- 備え14　自宅での看取りを親が望んだら ——————— 58

第3章 暮らしのあれこれ　61

親のひとり暮らしには不安がいっぱい ── 62
- 備え15　親子で同居したほうがいい？ ── 64
- 備え16　親がひとり暮らしになったら ── 68
- 備え17　ひとり暮らしを支援するサービスはたくさんある ── 70
- 備え18　生活上の事故を防ぐために準備したいこと ── 75
- 備え19　今の住まいで最期まで暮らせるか考える ── 78
- 備え20　お金の管理がひとりでは難しくなったらどうする？ ── 80
- 備え21　老人ホームについて考える ── 84
- 備え22　住み替え資金・リフォーム資金をつくる方法 ── 93

column　親の今後の生活資金は大丈夫？　96

第4章 葬儀やお墓　99

親にストレートに聞いてみたら…… ── 100
- 備え23　最近の葬儀事情を知ろう ── 102
- 備え24　宗教と参列者について確認しよう ── 104
- 備え25　葬儀業者を選ぶポイントは？ ── 108
- 備え26　葬儀費用について知ろう ── 112
- 備え27　お墓の準備について考える ── 116
- 備え28　お墓を建てる ── 118
- 備え29　お墓の改葬や墓じまいをする ── 120

第5章 税金・遺産相続　123

相続争いなんて起きるわけがなかったのに ——————124
- 備え30　相続トラブルって、具体的にどんなこと？ ——————126
- 備え31　親に遺言書をつくってもらおう ——————130
- 備え32　親の財産を把握しよう ——————136
- 備え33　親子関係を遺言書に反映してもらおう ——————138
- 備え34　相続税に備えよう ——————142
- 備え35　民事信託について検討する ——————148
- 備え36　今のうちに、親に贈与してもらったほうがいい？ ——————150

第6章 親が亡くなったあとの手続き　157

いくらやっても終わらない ——————158
- 備え37　親が亡くなったあとのおもな手続き ——————160
- 備え38　財産の相続手続き（遺言書がない場合） ——————168
- 備え39　財産の相続手続き（遺言書がある場合） ——————174
- 備え40　親の残したものを片付ける ——————176

付録　終活準備シート　181

※ 本書は平成29年（2017年）9月の情報をもとに作成しております。本書発行後に法改正やサービス変更などが行われる場合もあります。また、本書の内容を運用した結果につきましては、著者および技術評論社は責任を負いかねます。あらかじめご了承ください。

※ 終活準備シートは、下記弊社WebにてPDFで提供しております。A4用紙にプリントして使えます。
http://gihyo.jp/book/2017/978-4-7741-8783-9/support
アクセスID：oya70sonae40　パスワード：nkh5prs9

第1章

病気や入院

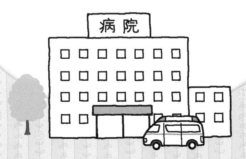

親が急に入院したらどうする?

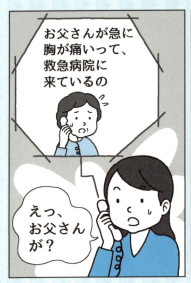
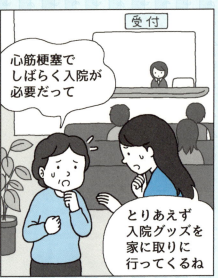

親の「万一」は突然訪れるもの

　いつも元気だと思っていた親が突然倒れると、あたふたするものです。なるべく日頃からこまめに親と連絡をとり、健康状態を把握するように努めましょう。
　万一のとき、すぐに親元に駆けつけられそうにない場合は、実家の近くに住むきょうだいや親戚に応援を頼み、週末にお世話を交代するように頼むなど、あらかじめ根回ししておくと安心です。

✓ 親の状況 チェックリスト

- [ ] 定期的に健康診断を受けている
- [ ] おくすり手帳を利用している
- [ ] 何かあったとき、自分（子ども）に連絡してくれる人がいる
- [ ] 急病になったとき、病院に同行してくれる人がいる
- [ ] 入院時に、身のまわりの世話をしてくれる人がいる
- [ ] 入院時に、入院代の支払いや保証人を頼める人がいる
- [ ] 急な入院に備えて、入院グッズを入れたバッグを用意している

　ほとんどチェックがつかない場合は、親が倒れたときに誰も世話をする人がいなかったり、治療が遅れる可能性があります。今のうちに、親子で万一のときのサポート体制を話し合いましょう。

✓ 自分の状況 チェックリスト

- [ ] 親の持病やかかりつけ医を知っている
- [ ] 親が突然入院したとき、すぐに駆けつけることができる
- [ ] 親と同居している、または何かあったときに家に入れるよう、実家の鍵を持っている
- [ ] 親の入院時に、入院代の支払いや保証人を引き受けることができる
- [ ] 親の入院中に付き添いが必要になったら、自分や配偶者が付き添える

　親の体調や持病についてよく理解している人は少ないものです。これを機に、親の健康状態に注意を払い、万一のときに自分ができることがあるかを考えましょう。

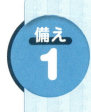

備え1 急な入院。さてどうする？

親が突然の病気や骨折などで病院に運ばれ、その場で入院になったらどうすればよいのでしょうか。手続きや持ち物などを確認しましょう。

▌緊急入院から退院までの流れ▐

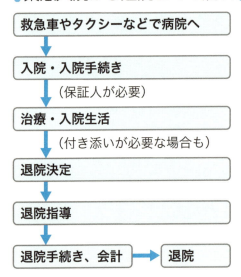

▌入院時に必要なもの▐

病院や状況によって必要な書類は異なります。医療関係の証書はすべて持参しましょう。

> 健康保険証、各種医療証（限度額適用認定証、医療受給者証、後期高齢者医療保険者証）、診察券、入院申込書、診療費等支払保証書、手術や検査の同意書、印鑑など。

入院時には、身元引受人（支払能力のある家族など）のほかに、独立

して生計を営む「連帯保証人」をつけるように求められます。子どもが引き受けるのが難しく、ほかに適任者がいない場合は、病院のケースワーカーに相談しましょう。

入院生活に必要なもの

前開きのパジャマ／着替え(リハビリのためにトレーニングウェアがあると便利)／室内ばき（すべらないもの）／タオル・バスタオル／洗面・入浴用具（洗面器・歯ブラシ・石けん・シャンプーなど）／ヘアブラシ／コップ（割れにくいもの）／ティッシュ／筆記用具／メガネ入れ／入れ歯の洗浄用具／ひげそり／少額の現金（売店やテレビカードの購入用）／携帯電話の充電器／服用中の薬など

入院初日に必要なものは病院でレンタルしたり、売店で買って間に合わせることも可能です。

急な入院に備えて、必要最低限のものを常にバッグに入れて枕元や玄関に置いておくと、いざというときにあわてずにすみます。

病室のタイプはどれにするか

病室には大部屋(2〜8人程度)と個室があります。入院時に個室の空きが無ければ大部屋になりますが、個室に入りたい場合は、「空きができしだい個室に移りたい」と病院側に伝えましょう。

⬇ 病室のタイプ

	メリット	デメリット
大部屋	料金が安い 同室者と情報交換できる	プライバシーが守れない 同室者に気を使う
個室	他人を気にせずに治療に専念できる 面会時間の制限が少ない	保険適用外なので料金が高い

▌治療方針について話し合う▌

入院の際には、医師から治療内容や入院期間について記載された「入院診療計画書」をもとに、病気のことや検査・治療方針について説明を受けます。親本人だけでなく子どもも立ち会い、疑問点があれば遠慮なく医師や看護師に尋ねて、メモをとりましょう。

もし治療方針に納得できない場合は、他の病院でセカンドオピニオンを受けるのもひとつの方法です。特にがんなどの重病では治療方法がさまざまで、病院によって治療成績も異なるので、初診の病院にこだわりすぎずに情報収集することが大事です。

▌付き添いや入院生活中に利用できるサービス▌

家族の付き添いができるかどうかは病院によって異なりますが、認知症や誤嚥性肺炎など、症状によっては家族が付き添いを求められる場合があります。もし、仕事などの事情で付き添えない場合は、入院中の付き添いをお願いできる民間の看護サービスがないか調べてみましょう（ただし、親族の付き添いしか認めない病院もあります）。

入院中は、こまごました身のまわりの世話が必要になります。手がまわらない場合は、病院の貸パジャマ（週に数回交換してくれる）や、下着・タオルのクリーニングサービスを利用するといいでしょう。日用品が足りなくなったときのために、病院内の売店の品ぞろえを早めに確認しましょう。

▌退院後について準備する▌

●他の病院への転院

その病院での治療が終わっても、他の病院や施設での治療やリハビリが適当だと主治医が判断した場合は、転院をすすめられることがあります。

急な入院。さてどうする？ 備え1

● 退院後のリハビリ

　脳梗塞による後遺症など、退院後もリハビリが必要な場合は、退院後の生活や医療・介護サービスについて、担当医やリハビリのスタッフと話し合います。病院によっては、専門の看護師や医療ソーシャルワーカーが配置されています。

● 介護の準備

　退院後、在宅で介護が必要になることがわかっている場合は、あらかじめ退院前に、市区町村の窓口で介護保険の認定申請をし、ケアマネジャーを探してケアプランを作成してもらうことが考えられます。

● 退院後の通院

　親がひとりで病院に通えない場合は、付き添いや交通手段が必要になります。自治体によっては高齢者用のバスの無料・割引パスがあるので、利用しましょう。

入院費用の支払い

　入院費用は現金払いが原則ですが、クレジットカードで支払える病院もあります。高額で支払いに困った場合は、病院内の医療相談室でケースワーカーに相談しましょう。加入している健康保険から、無利子貸付を受けられる場合もあります。

　生命保険会社の医療保険や、損害保険会社の傷害保険に加入している場合は、早めに連絡して請求忘れがないようにしてください。

備え2 医療費はどれくらいかかる？

親が入院・通院した場合の費用や軽減措置について確認しましょう。子どもが親に代わって手続きをすることもあるかもしれません。

■年齢によって医療費の自己負担割合は異なる■

成人の場合、医療費の自己負担割合は3割ですが、70歳になると2割に下がります。さらに75歳になると「後期高齢者医療制度」に移行して、自己負担割合は1割になります。60代の3分の1の費用で医療が受けられるのですから、負担感はかなりやわらぎます。

ただ、年をとると、複数の持病を抱えて病院通いをすることになりやすく、結果的に医療費の負担が大きくなることもあるでしょう。

■現役なみの収入があれば負担増になる■

70歳以上は医療費が安くなるといっても、「現役並み所得者」の場合、自己負担割合は3割になります。現役並みの所得者とは、世帯内に課税所得の額が145万円以上の被保険者がいる場合のことです（75歳以上の場合）。もし治療中の親だけが被保険者で、前年の収入が383万円未満なら原則通り1割負担で済みます。

⬇ 医療費の自己負担割合

年齢	自己負担割合	備考
69歳まで	3割	一律適用
70歳以上74歳まで	2割	現役なみの所得がある人は3割
75歳以上	1割	現役なみの所得がある人は3割

医療費のほかにもかかる費用がある

通常の治療・手術・入院・投薬にかかる費用のほかに、保険適用がされない先進医療の費用は高額になりがちです。また、入院中の差額ベッド代や食事代は、年齢に関わらず、原則として全額自己負担になります。

入院時には、パジャマやスリッパなど身の回り品をそろえるための費用がかかるし、家族が病院に通うための交通費もかかります。退院後、ひとりで病院に通えない場合は、通院のためのタクシー料金がかさむかもしれません。病気になると、何かと医療費以外にお金がかかるのです。

なお、親がまだ現役で仕事をしている場合、治療中は仕事ができないということになれば、その間の生活費も考えなければなりません。その場合は、親が加入している健康保険や雇用保険から援助が受けられないか確認してみましょう。

がんにかかる費用は、P.28を参照してください。

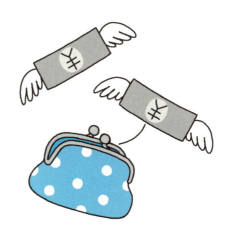

備え3 医療費の自己負担額を安くする方法がある

70歳以上の医療費の自己負担額は低く抑えられていますが、入院期間が長引いたり保険適用外の支払いがあると、かなりの出費になることも。負担を軽減する制度を把握しておきましょう。

■自己負担額の一部を返してもらえる高額療養費制度■

「高額療養費制度」は、同じ月に医療機関や薬局の窓口で支払った金額のうち、自己負担限度額を超えた分を払い戻してくれる制度です。自己負担限度額は年齢や所得によって異なります。本人だけでなく、同一世帯の家族の分も合算できますが、75歳以上の人は同じ後期高齢者医療制度の対象者（75歳以上）としか合算できません。

◎70歳以上の場合

被保険者の所得区分		自己負担限度額	
		外来 （個人ごと）	外来・入院（世帯）
①現役並み所得者 （月収28万円以上など窓口負担が3割の人）		5万7600円	8万100円＋（医療費－26万7000円）×1%
②一般所得者 （①および③以外の人）		1万4000円	5万7600円
③低所得者	Ⅱ※1	8000円	2万4600円
	Ⅰ※2		1万5000円

厚生労働省保険局のHP資料より作成（2017年8月から変更）

※1 Ⅰ以外の人。
※2 年金収入のみの場合、年金受給額80万円以下など、総所得金額がゼロの人。

70歳未満の場合、ここには記載しませんが、自己負担限度額は所得により5段階に分けられています。計算例は次の通りです。

医療費の自己負担額を安くする方法がある 備え3

⤵ 70歳未満の場合

例　標準報酬月額が30万円の人が、病院の窓口で入院費30万円を支払った場合
自己負担限度額（8万7430円）を超えた分（21万2570円）は、申請すればあとで返してもらえます。

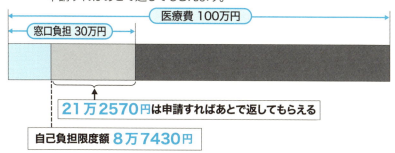

※ 自己負担限度額：8万100円＋（医療費100万円－26万7千円）×1％＝8万7430円
全国健康保険協会のHPの数字より作成

● **払い戻しには時間がかかる**

高額療養費の払い戻しには診療月から3か月程度かかります。その間の医療費の支払いに困る場合は、「高額医療費貸付制度」を利用しましょう。高額療養費支給見込額の8割にあたる額を無利子で貸付けてくれます。

● **何度も払い戻しを受けると、さらに限度額が引き下げられる**

同一世帯で1年間に3回以上、高額療養費として払い戻しを受けた場合は、多数回該当として、4回目以降の自己負担限度額がさらに軽減されます。

● **70歳未満で事前に医療費が高額になることがわかっている場合は**

高額療養費制度は、基本的には治療後に申請して払い戻しを受ける制度ですが、あらかじめ治療前に申請して、窓口での支払いそのもの

を安くすることもできます。この場合「限度額適用認定証」の発行を受けて窓口で提示すれば、支払いが自己負担限度額までになります。

入院する場合は、事前に加入する医療保険から「所得区分」の認定証を発行してもらえば、病院窓口での支払額が自己負担限度額になります。

なお、市町村民税が非課税などの低所得者の場合は、「健康保険限度額適用・標準負担額減額認定証」になります。

● **70歳以上は自動的に限度額までになる**

70歳以上の人が、入院する場合は、所得区分の認定証がなくても、病院窓口での支払いが自動的に自己負担限度額までになります。

医療費と介護費用を合算できる制度も

1年間にかかった医療保険と介護保険の自己負担額を合計し、基準額を超えた場合に、超えた金額を支給する「高額介護合算療養費制度」もあります。くわしくは、第2章(P.52)で説明します。

ほかにもこんな制度がある

● **確定申告の医療費控除**

1年間のうちに病気やけがなどの治療のために一定額以上の医療費を支払った場合は、税務署で確定申告をする際に、医療費控除として一部を所得から差し引くことができます。本人だけでなく配偶者や子どもなど、生計が同一の家族も対象になります(別居も可)。もし、親があなたの仕送りで生活している場合は、「生計を一にしている」ことになり、あなたの確定申告で親の医療費控除ができます。

医療の自己負担額を安くする方法がある　備え3

◎ 医療費控除の計算方法（最高で200万円）

実際に支払った医療費の合計額—保険金で補填される金額—10万円

※ その年の総所得金額等が200万円未満の人は、総所得金額等×5%

> 例　総所得金額が200万円以上で、生命保険金を受け取っていない人が年間50万円の医療費を支払った場合の控除対象金額
>
> 50万円－10万円＝40万円
>
> ここに所得税率をかけたものが還付される金額となります。

● 健康保険の傷病手当金制度

親がまだ会社勤めをしている場合は、病気やケガを理由に会社を休み始めて4日目から最長1年6か月目まで、傷病手当金を受けとれます。金額は、1日につき標準報酬日額の3分の2相当額までです。

● 障害年金

障害年金は、原則として65歳の誕生日の2日前までに請求しないと支給されませんが、その日までに初診日があるなど一定の条件を満たせば支給される場合があります。

第1章　病気や入院

column 生命保険を見直そう

　あなたは、親がどんな生命保険に入っているのかを知っていますか。もし知らない場合は、ぜひこの機会に確認して、一緒に見直しましょう。もしかすると、若いときに加入してそのままになっていたり、無駄な保障をつけているかもしれません。

　生命保険を見直すことで、家計の節約になるだけでなく、これから親に必要な保障を確保できるかもしれません。高齢になると加入できる保険は限られてくるので、生命保険の見直しは今がラストチャンスです。

　生命保険は、死亡したときに遺族に支払われる「死亡保険」と、入院したときに支払われる「医療保険」、がんになったときの治療費や一時金が出る「がん保険」に大きく分けられます。

● 死亡保険

　70代にもなれば通常、子どもは独立しているし、配偶者が年金や貯蓄で生活できる場合は、何千万円もの高額な保障はいりません。しかし、独立していない子どもがいたり、配偶者に十分な年金や貯金がない場合は、ある程度の死亡保障があったほうが安心でしょう。

　また、がんなどの重病になったとき、死亡保険に「リビングニーズ特約」がついていると、その後の治療費や家族の生活に不安を感じなくてすむことがあります。この特約は、医師から余命6か月の宣告を受けた場合に、死亡保険金の一部を生前に受け取れるというものです。保険金の一部だけでも受け取れ（上限は3000万円）、税金はかかりません。特約は無料でつけることができます。

● 医療保険

　一般的に、医療保険に高齢者が新たに加入する必要性は低いといえます。70代になれば医療費の自己負担額は少なくなるし、高額療養費制度もあるため、1か月あたりの医療費は数万円程度におさえられるからです。

医療の自己負担額を安くする方法がある　備え3

　また、医療保険の多くは入院しないと保険金が出ませんが、最近は1回あたりの入院期間が短期化しているので、思ったほど保険金が出ない可能性があります。万一のとき、すぐに支払える100万円程度の現金が用意できるのなら、あえて医療保険に入る必要はないかもしれません。

　とはいえ、年をとってからの病気（特に脳や心臓）や、けがの治療は長引きがちです。差額ベッド代など全額自己負担になるものもあるので、加入しないのは不安という人もいるでしょう。これから医療保険への加入を検討する場合、シニア向けの保険は持病があっても入れるというメリットがあるものの、保険料が割高なので、十分に吟味する必要があります。

　最近は入院だけでなく在宅医療に対応する保険も出ています。はたして加入の必要があるのか、費用対効果をよく考えてみましょう。

●がん保険

　がん保険の給付金には、がんの診断時に一時金が受け取れる「がん診断給付金」、入院時に1日あたりで受け取れる「がん入院給付金」、手術をしたときに受け取れる「がん手術給付金」があります。

　がんは高齢になるほどかかりやすいため、がん保険に加入していれば安心感がありますが、これから加入する場合、70代だと保険料が高額になります。たとえば年間20万円の保険料を6年間支払って、100万円の一時金を受け取ると、かえって損になります。

　保険適用外の先進医療に備えるにしても、300万円程度かかる重粒子線治療は、最近一部のがんについて保険が適用されるようになりました。最新の情報に目を向け、加入する前に自分にとって本当に必要な保障が何かを考えましょう。

第1章　病気や入院

備え4 認知症は早期発見が大切

もし親が認知症になり、徘徊など手におえない状況になったらと思うと不安になります。まずは認知症の正しい知識を身につけ、サポート体制について知ることが大切です。

■もしかしたら認知症？

あなたが実家に帰ったとき、親の態度をみて、「あれ？」と思うことはありませんか。

- もの忘れが目立つようになった
- 知り合いの顔を見ても思い出せない
- 近所で道に迷った
- 好きだった趣味に興味がなくなった
- 身だしなみに気をつかわなくなった、など

あまり頻繁だと、「もう年だから」と笑ってすませられなくなります。ある女性の場合、母親が家の中で「お財布を盗られた」「宝石を盗まれた」と何度か訴えたことが、認知症を疑うきっかけになったそうです。

ただ、このような状態が出ても、必ずしも認知症だとは限りません。うつ状態やアルコール中毒、糖尿病など別の病気の症状かもしれないからです。入院中に急にボケたようになった場合は、せん妄といって、一時的なもので回復する可能性があります。

とはいえ、もし認知症だった場合は早期発見・早期治療が何よりも大切なので、早めに病院を受診しましょう。病院の精神科のほか、「もの忘れ外来」や「認知症外来」などの名称で専門医の診断が受けられる病院もあります。

認知症は早期発見が大切

■認知症かどうか診断を受ける■

病院では、親の状態が単なるもの忘れか、それとも治療が必要な病的な状態なのかを診断してもらえます。問診の際には、次のような質問をされますが、あなたの親は、すぐに答えられるでしょうか。

- 今の年齢は？
- 今日は何年、何月何日ですか。
- ここはどこですか？
- これから言う数字を逆から言ってください。
- 知っている野菜の名前をできるだけたくさん言ってください、など

■認知症にもいろいろな種類がある■

認知症というと、アルツハイマー病による「アルツハイマー型認知症」が有名ですが、それだけではありません。脳梗塞（のうこうそく）など脳の血管障害によって起こる「脳血管性認知症」や、パーキンソン病と認知症をあわせたような症状が出る「レビー小体型認知症」など、原因によっていくつかの種類に分けられます。治療法や薬もそれぞれ異なるので、まずは正確な診断を受けなければなりません。

■親に診察に行ってもらうには■

親自身は、自分が認知症だという自覚がないため、病院へ行くことに抵抗するかもしれません。「最近のお父さんのもの忘れは、脳の血管障害が原因かもしれないから、早めに病院へ行かないと危ないよ」など、本人が納得しそうな理由をつけて説得しましょう。「俺、最近頭が痛いけどひとりじゃ心配だから、病院についてきて」と父親が母親に言い、事前に病院側に根回ししたうえで、認知症が疑われる母親に病院を受診させたケースもあります。困ったときは、地域包括支援センターに相談するのもいいでしょう。

備え5 がんや重病になったときは

親は毎年欠かさず健康診断を受けていても、たまたま別の病院で検査を受けたら進行がんが見つかったというケースもあります。そんなときは、どう対処すればいいでしょうか。

❚2人に1人はがんになる時代❚

　今は、「2人に1人はがんになり、3人に1人はがんで亡くなる時代」といわれます。がんは年をとるほどかかりやすい病気なので、高齢になるほどがんになる可能性が高まります。

　内閣府の「平成27年版高齢社会白書」によると、65歳以上の病気による死因の第1位はがんです。また、がん対策情報センターによると、70歳以上の男性に多いのは肺がんと前立腺がん、女性の場合は消化器系（胃、大腸、肝臓）のがんと肺がんで、男性と女性で違いがみられます。

❚治療にかかる時間と費用❚

　公益社団法人全日本病院協会によると、おもながん治療の平均入院日数と治療費（自己負担額）は右ページの表の通りです。がんの治療にはかなりのお金と時間がかかるイメージがあるので、意外と負担が小さいように感じる人もいるかもしれませんが、がんの進行度や治療方法などによっても変わるので、あくまでも目安程度に考えてください。また、がんは入院だけでなく、在宅で通院しながら治療する期間が長くなることもあるので、その費用や期間についても考える必要があります。

❚病名と余命の告知をどうするか❚

　がんになった場合、ひと昔前なら、医師はまずそのことを家族に伝えて、本人に告知するかどうかの判断をまかせたものでした。しかし現在は、がんであることを本人に伝えたうえで、治療方法の選択をゆ

がんや重病になったときは 備え5

だねることが少なくありません。

◎ がんの治療にかかる時間と費用（2013 年 1 月～3 月）

がんの種類	平均入院日数	治療費（3 割）
胃がん	18.8 日	約 29 万 2 千円
結腸がん	15.4 日	約 24 万 8 千円
直腸がん	18.7 日	約 33 万 6 千円
気管支がんおよび肺がん	14.1 日	約 22 万 7 千円
乳がん	12.9 日	約 22 万 9 千円

※ 事業参加 41 病院の平均。

出典：（公社）全日本病院協会 HP
H24 年度診療アウトカム評価事業「疾患別の主な指標（2013 年 1～3 月）」
http://www.ajha.or.jp/hms/outcome/bunseki_7.html

　確かに、本人ががんであることを自覚したほうが治療方法の選択肢も増えるし、病状が進行している場合は、残された時間を充実させられるというメリットがあります。しかし、一方で、人によっては告知を受けることで希望をなくし、積極的に治療に取り組めなくなるおそれもあります。難しい問題ですが、あらかじめ親が告知についてどう考えているのかを聞いたり、エンディングノートに記入してもらうなどすると、万一のときに迷わずにすみます。
　医師が親に治療方針の説明をする際に、子どもも立ち会い、疑問があればその場で質問しましょう。告知をする場合は、同時に抗がん剤のやめどきや、延命治療をどうするか（がんの場合は原則行わない病院もある）などの説明がされることもあります。

備え6 脳死状態など、回復の見込みがなくなったら

もし、親が病気や事故で脳死状態になり、回復の見込みがなくなった場合に、医師から「生命維持のための措置をしますか」と聞かれたら、あなたはどう答えるでしょうか?

▍親の希望がわからなければ、「救命処置」をするのが原則▍

最近よく問題になるのが、高齢者が心肺停止状態になって救急搬送されたときに、救命のための処置をすべきかどうかです。処置をしても長期間生きられる保証はないうえ、心臓マッサージにより肋骨が折れたり、電気ショックや口からの挿管により苦痛を伴ったり、仮に救命できても、何本も管がつくために自宅に帰れない状態になったりします。

親がそのような実態を知れば、もしかすると救命処置は止めてほしいと思うかもしれませんが、きちんとした意思表示がない限り、結局は行うことになる可能性が高いでしょう。

▍脳死状態になったときに「延命措置」をするかどうか▍

「脳死状態」とは、脳の機能が失われ、自力で呼吸や食事ができず、生命を維持する装置をつけなければ心臓が止まって死んでしまう状態をいいます。もし、成人が病気やけがなどで脳死状態になれば、回復は不可能です。この場合もやはり、親がどう考えているのかがわからなければ、医師は原則として延命治療をせざるをえません。

▍尊厳死を希望する場合には「尊厳死宣言書」を準備しよう▍

エンディングノートには、このような緊急時にどのような処置をし

脳死状態など、回復の見込みがなくなったら

てほしいかを記入する欄があるので、もし親が書いていればその部分を医療機関に見せましょう。ただ、ノートの選択肢にチェックをつけただけでは、本当に本人の意思かわからないので、自筆で内容を書いたほうがいいと思われます。

　もし、脳死状態になったときに親が延命措置を拒否して自然死（いわゆる尊厳死）を迎えたいと希望するのなら、きちんとした書面にしたほうが医療機関に受け入れてもらいやすくなります。たとえば、日本尊厳死協会が提唱する「リビング・ウイル」や、公証役場で「尊厳死宣言書」をつくる方法があります。後者の場合、公証役場には見本の書式が用意されているので、内容を少しアレンジすれば簡単に作成できます。費用は1万数千円程度です。

●エンディングノートの延命措置の記入欄（一例）
- □ 最期まで、できるだけの延命措置をしてほしい
- □ 苦痛をやわらげる措置は希望するが、延命だけの措置は希望しない
- □ 延命措置は望まず、尊厳死を希望する
- □ 家族に判断をゆだねる

●尊厳死宣言書に書くべきこと
1. 尊厳死を希望するという意思表明
2. 尊厳死を望む理由（「私の親が昔、延命措置を受けたときの様子が苦しそうだったので、私はそのような措置をせず、自然にまかせたい」など、個人的な体験に基づくと説得力が増す）
3. 家族の同意を得ていること
4. 医療関係者に対する刑事・民事免責
5. この宣言書は心身が健全なときに作成し、将来撤回しない限り効力をもつこと、など

第1章　病気や入院

備え7 健康維持のために親に勧めたいこと

年を取っても自立した生活を送るためには、健康であることが不可欠です。親が70代になったら、健康に過ごせる期間（健康寿命）をどれだけ長くできるかが課題になります。

▎無理をせず、楽しんで続けられる運動を▎

　高齢者が運動をする目的は、あくまでも体力をつけて身体機能の低下を防ぐことにあるので、学生時代のように激しいスポーツや厳しい筋トレをする必要はありません。高齢者に向くのは、毎日のラジオ体操やウォーキング、水中歩行など全身を使った有酸素運動です。安全で無理をせず、長く楽しんで続けられるものをみつけましょう。犬の散歩もいいですが、大型犬の場合、犬に引きずられて転倒するおそれがあります。

　スポーツクラブでは、転倒予防などを含む「介護予防プログラム」が用意されている場合があります。また、ゲートボールなどの団体競技は体にいいだけでなく、仲間とのおしゃべりもいい気分転換になるので、地域にクラブがあれば参加を勧めてみてはいかがでしょう。

▎趣味や仕事など社会とつながりをもつ▎

　健康を保つためには、家にこもらないで外に出ることが大切です。親のために、地域の広報誌で趣味のサークルをみつけたり、週末に一緒にボランティア活動に参加するなど、サポートしてあげましょう。囲碁や将棋が趣味なら、碁会所や将棋センターに連れていくのもいいでしょう。健康状態に問題がなければ、シルバー人材センターに登録して、ときどき仕事をするのもいい刺激になるし、お小遣いも稼げて一石二鳥です。

健康維持のために親に勧めたいこと　備え7

■高齢期の食事は、たんぱく質をしっかりとる■

　健康を維持するための食生活のポイントは、暴飲暴食を控えた腹八分目、栄養バランスに気を配った食事です。

　年をとると筋肉量が減り、体を動かす機会も少なくなって食欲が低下します。また、食べ物をかんだり飲んだりする力が弱まり、味覚もおとろえます。結果的に、肉や野菜など固いものや繊維質の食べ物を避けて、柔らかく味の濃いものを好むようになるため、どうしても栄養が偏りがちになります。

　また、「年をとったら粗食が一番」だとか、「動物性の食品は体に悪い」などと思い込み、たんぱく質を敬遠して低栄養状態になることもあります。持病のために食事制限が課されている場合は別ですが、そうでなければ、年をとっても肉や魚、卵などの動物性たんぱく質をしっかりとったほうがいいでしょう。もし歯が悪いときは、入れ歯にしたり、高齢者用に柔らかく加工した食品を取り寄せるなど工夫してみてください。

●健康寿命を延ばすためにやるべきこと
・定期的に健康診断を受ける
・暴飲暴食を避け、栄養バランスのとれた食事をとる
・サークルやボランティアなどの社会的活動をする
・小さなことでもいいので目標をもつ
・定期的に運動をする
・本を読んだりゲーム（囲碁・将棋を含む）をする
・太りすぎたり、やせすぎないように適正体重を心がける

第1章　病気や入院

定期的に健康診断・脳ドックを受診する

　働き盛りの頃には毎年健康診断を受けていたけれど、年をとって家にこもりがちになると、「わざわざ健診なんて受ける気にならないよ」という人もいるでしょう。厚生労働省の調査によると、75歳以上の後期高齢者の健康診断の受診率は25％程度にすぎません。

　しかし、生活習慣病の早期発見や介護予防のためにも、定期的な健康診断は欠かせません。持病のために定期的に通院している人でも、健診で普段やらない検査を受けたら、意外なところに病気が隠れていたということがあるかもしれません。

　また、脳梗塞の予兆などは脳ドックを受けなければわかりません。これまで親が脳ドックを受けたことがないのなら、ぜひすすめてみてください。

●人間ドック

　血液検査やX線検査を中心に、がん・高血圧・心臓病など生活習慣病全般に関する総合的な診断を行います。自治体などの一般的な健康診断よりも診断項目が幅広く、あまり一般的ではない種類のがんの検査や、胸部CT検査なども含まれます。女性向けのプランや宿泊プランなどもあるので、親に合いそうなプランを探してみましょう。

●脳ドック

　脳ドックの内容は、頭部CT、頭部MRI、頭部・頸部(けいぶ)MRA、頸動脈エコーなどによる画像診断です。脳血管の病気には、脳梗塞、くも膜下出血、脳腫瘍(のうしゅよう)などさまざまなものがあり、どの病気を調べたいかで検査内容が異なります。

　頸動脈エコーはオプションの場合が多いのですが、脳梗塞や心筋梗塞の前兆を見つけることができる重要な検査なので、なるべく受ける

ようにしましょう。

　脳ドックの料金の目安は3万円～10万円程度です。高額ですが、もし脳の病気で入院した場合の治療費を考えると、大したことはないともいえます。人間ドックとセットにすると割安になる場合があるので調べてみてください。

●**ある病院の脳ドックの一例**
・検査項目　頭部MRI／頭部MRA／頸部MRA
・検査時間の目安　1時間程度
・料金3万7800円（消費税込）

自治体によっては検査費用の補助がある

　人間ドックや脳ドックは健康保険の適用外なので、費用が高額になりがちなのがネックです。インターネットで検索するとお得なプランが見つかることもあるので、親が検索できない場合は代わりに探してあげましょう。

　中には、検査費用の補助を行っている自治体もあります。たとえば愛知県豊橋市のサイトによると、愛知県後期高齢者医療制度の被保険者で、前年度以前の保険料を完納している場合は、脳・肺・心臓のいずれか1つのドック（検診）費用のうち、約7割を助成してくれます。親の住む自治体にもこのような制度がないか確認してはいかがでしょうか。

▶▶▶ 「病気や入院」について話し合ったこと

第2章

介護

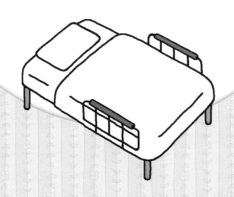

親に介護が必要になったらどうする?

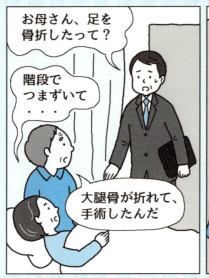
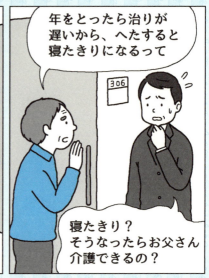

突然、親が要介護になってもあわてない

　年をとると、このマンガのような状況が現実に起こりえます。特に高齢の女性は骨粗鬆症になりやすく、骨折から寝たきりへという流れになりやすいのです。
　突然、親に介護が必要な状況になってあわてないように、介護の基本的な知識を身につけましょう。もし、要介護になったら、公的機関をうまく利用することが大切です。

✅ 親の状況 チェックリスト

- ☐ 家の中を歩く際につまずいたり、転んだりする
- ☐ 深酒や喫煙、暴飲暴食など不健康な生活習慣がある
- ☐ 階段の上り下りに支障がある
- ☐ 外出の際には、杖などの補助具が必要だ
- ☐ 眼鏡やコンタクトを使っても、よく物が見えない
- ☐ 耳が遠いが、補聴器を使っていない
- ☐ たくあんやせんべいなど、固いものが食べられない
- ☐ 排泄がうまくできない　　☐ いわゆる寝たきりである
- ☐ 言葉がうまくしゃべれない　☐ 深刻な持病がある
- ☐ 心臓にペースメーカーを入れている

　70代になっても元気いっぱいの人もいれば、あちこちにガタがきて老け込んでいる人もいて、個人差が大きいものです。親の現状を把握して、それ以上状態が悪くならないように対処しましょう。

✅ 自分の状況 チェックリスト

- ☐ 万一のとき親と同居して介護をすることは可能だ
- ☐ 自分は無理だけど、きょうだいや自分の配偶者が介護をしてくれるはず
- ☐ 介護そのものは無理でも、費用はいくらか負担するつもりだ
- ☐ 介護のために自分の仕事や家庭に大きな支障が出そうだ
- ☐ もし介護が必要になったら、すごく困る
- ☐ 介護施設に入居してもらったほうが、きちんと世話をしてもらえて安心

　何の準備もしないまま、いきなり親の介護をせざるをえなくなったら、仕事や家庭への影響は甚大です。そのときに「困った」と頭を抱えるのではなく、今のうちに人手やお金など、自分がサポートできることは何なのか考えることが大切です。

要介護認定の申請をして、介護保険を利用しよう

備え8

「最近どうもお父さん（お母さん）の具合が悪そうだな」と気になりつつも、忙しさにかまけてそのままにしていませんか。もしかすると、介護が必要な状況かもしれません。

▎介護の始まりはいろいろ▎

親の介護は、次のような形でスタートすることが多いようです。

● **病気やけがで入院し、退院後、後遺症のために体の自由がきかなくなった**

たとえば、脳梗塞（のうこうそく）の後遺症で半身まひになったり、背骨の圧迫骨折でコルセットを着けるようになると、ひとりで着替えすらままなりません。最近は入院期間が短くなり、早めに自宅に戻って通院治療する傾向があるため、家族が介護せざるをえない状況になりやすいのです。

● **認知症になり、食事や入浴など身のまわりのことができなくなった**

判断能力が低下して、調理中に火をつけっぱなしにしたり夜中に徘徊するなど、ひとりにすると危険な状態になったら、誰かがそばについてお世話をしなければなりません。

▎要介護の原因は脳血管疾患がいちばん多い▎

内閣府の「平成28年版高齢社会白書」によると、介護が必要になったおもな原因は右ページの表の通りです。ここには記載されていませんが、男性に限ると「脳血管疾患」の割合は26.3％にもなります。

要介護認定の申請をして、介護保険を利用しよう

⬇ 介護が必要になったおもな原因（全体）

第1位	脳血管疾患（17.2%）
第2位	認知症（16.4%）
第3位	高齢による衰弱（13.9%）
第4位	関節疾患（11.0%）

内閣府「平成28年版高齢社会白書」より

まずは親の現状を確認しよう

親と同居せず、たまに帰省するくらいの関係だと、親の様子がおかしくても気がつかないことがあります。一度ゆっくり親と過ごす時間をとり、行動や生活の様子をみてみましょう。特に、夜間はなるべく親のそばにいて、変わった様子がないか観察してください。

どうも最近親の行動がおかしいと思っても、子どものほうがそれを認めたがらないこともあります。たまに遊びにくる孫が、夜中に大声を出す姿を見て「絶対におかしい」と言い出したことをきっかけに、やっと認知症を疑い、受診させたケースもありました。

どこに相談する？

親が食事や排泄などをひとりでできなくなり、自分たちだけではもう対応できないと感じたら、迷わずに外部に助けを求めましょう。親はこれまで長い間、介護保険料を納めてきたのですから、介護サービスを利用するのをためらう必要はありません。

介護についての相談は、市区町村の介護保険課や地域包括支援センターにすることができます。市区町村に問い合わせれば、連絡先を紹介してくれます。いきなり専門機関に電話するのがためらわれるなら、まずはかかりつけの病院の相談室や近所の民生委員に気軽に相談してみましょう。

要介護認定の申請をする

　健康保険と異なり、介護保険のサービスは、保険証を持っているだけでは受けられません。本人や家族が市区町村に「要介護申請」をし、どの程度の介護・支援が必要かという要介護度を決める「要介護認定」を受けて、はじめてサービスが利用できるようになります。要介護認定を受けるための手順は次の通りです。

①申請書を入手する

　要介護認定の申請には、「要介護認定申請書」と「介護保険被保険者証」が必要です。要介護認定申請書は、市区町村役場の「高齢者福祉課」や「介護保険課」などで入手できるほか、ホームページからダウンロードすることも可能です。

②申請書に記入・提出する

　申請書に、申請者（親）の氏名・住所、入院の有無、かかりつけ医の情報、認定調査を受ける際の立ち合い人、訪問調査の場所や日時、調査に対して伝えておきたいことなどを記入します。
　かかりつけ医は、介護の原因となった病気やけがで受診している病院です。要介護認定には主治医の意見書が必要になるので、あらかじめ申請の前に伝えておくといいでしょう。申請書が記入できたら、市区町村役場か地域包括支援センターに提出します。

③認定調査を受ける

　自宅に認定調査員が訪ねてきて、親の心身の状態や日常の生活の様子を聞き取ります。内容は、①身体機能（歩行など）、②生活機能（食事・排泄・入浴など）、③認知機能、④精神・行動障害についてです。
　この際に、親が調査員にいいところを見せようと見栄をはったため

要介護認定の申請をして、介護保険を利用しよう　備え8

に、要介護度が軽くなってしまったということも聞きます。必ず家族が同席して、普段の親のありのままの様子や、日常生活で困っていることを具体的に伝えるようにしましょう。

④認定結果通知書を受け取る

原則として、申請から30日以内に要介護度が決定され、「認定結果通知書」と「介護保険被保険者証（要介護度が記載されている）」が送られてきます。もし、親に末期がんや認知症がひどいなどの事情があり、なるべく早く認定を受けたい場合は、申請時に申し出ると考慮してくれる場合があります。

◉ 介護サービスを利用するための手順

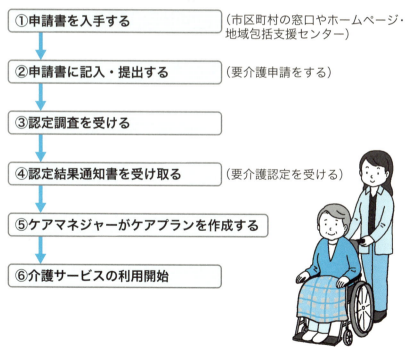

①申請書を入手する　　（市区町村の窓口やホームページ・地域包括支援センター）

②申請書に記入・提出する　　（要介護申請をする）

③認定調査を受ける

④認定結果通知書を受け取る　　（要介護認定を受ける）

⑤ケアマネジャーがケアプランを作成する

⑥介護サービスの利用開始

第2章　介護

要支援・要介護状態なら介護保険サービスが利用できる

親が要支援または要介護状態と判断されれば、介護保険のサービスが利用できます。要支援と要介護の違いをおさえましょう。

認定結果通知書を確認する

「認定結果通知書」には、介護が必要な「要介護」（1〜5段階）、予防的な対策を要する「要支援」（1〜2段階）または「非該当」のいずれかが記載されています。要介護・要支援の1はそれぞれ一番程度が軽く、段階によって使えるサービスの種類や上限が異なります。

「非該当」と判断されると介護保険のサービスは使えませんが、自治体独自のサービスが利用できる場合があります。もし、認定結果に不満がある場合は、介護保険審査会への不服申立を検討しましょう。

「要支援」と「要介護」の違いは？

「要介護」は、寝たきりや認知症など介護が必要な状態のことです。心身の障害があるために、お風呂やトイレ、食事など日常生活の基本的な動作に問題があり（原則6か月間の継続が必要）、常に介護が必要な状態です。

「要支援」は、要介護まで至らなくても、日常生活に支援が必要な状態のことです。そのままほうっておくと、状態が悪化して「要介護状態」になるおそれがあります。それを防ぐために、介護予防サービス（または介護予防・日常生活支援総合事業の提供するサービス）を利用して、症状の悪化を防ぐことが大切になります。

ケアマネジャーにケアプランを作成してもらう

要介護認定を受けたら、ケアマネジャーに「ケアプラン（介護サービ

要支援・要介護状態なら介護保険サービスが利用できる

スの計画書)」を作成してもらいましょう。ケアマネジャーはケアプラン作成の専門家で、もっとも適切なサービスが受けられるように支援してくれます。納得のいくケアプランができたら、それをもとに本人が介護サービス提供事業者と契約して、サービスを開始します。

● 要介護・要支援状態の目安と、利用可能なサービスの金額(支給限度基準額)

● 要支援

区分	状態	支給限度基準額
要支援1	身のまわりのことや日常生活は大体自立しているが、家事の一部に支援が必要	月5万30円 (利用者負担　月5003円)
要支援2	身のまわりのことはほぼ自立しているが、家事の一部や動作に支援が必要	月10万4730円 (利用者負担　月1万473円)

● 要介護

区分	状態	支給限度基準額
要介護1	自宅内での生活はほぼ自立しているが、ひとりでの外出が難しくなってくる	月16万6920円 (利用者負担　月1万6692円)
要介護2	自宅内での身のまわりのことにも介助が必要になってくる。家事の大半に支援が必要	月19万6160円 (利用者負担　月1万9616円)
要介護3	歩行や排せつなどに頻繁な支援が必要になってくる。おむつの給付を受けたり、特養の入所が可能となる状態	月26万9310円 (利用者負担　月2万6931円)
要介護4	寝たきりではないものの、家事や生活全般に支援や介護が必要な状態	月30万8060円 (利用者負担　月3万806円)
要介護5	ほとんど終日ベッドですごし、全面的な介護が必要な状態。寝たきりとも称される	月36万650円 (利用者負担　月3万6065円)

※ サービスの利用者負担は1割で計算。金額は平成26年4月以降の数字。

備え10 自宅や施設で受けられる介護サービスにはどんなものがある?

要支援または要介護の認定を受けたら、必要なサービスを選び、事業者と契約します。介護保険でできること、できないことを確認しましょう。

▎在宅のサービスと、施設で受けられるサービスがある

　介護保険のサービスには、在宅で受けられるものと施設で受けられるものがあります。在宅サービスの内容は、介護・入浴・看護・リハビリテーションなど。週に数日、ヘルパーさんが親の自宅を訪問し、入浴や部屋の掃除を手伝うといったイメージでしょうか。

　施設で受けられるサービスは、いわゆる「デイサービス」や「ショートステイ」と呼ばれるものです。施設に送迎してもらって食事やレクリエーションを楽しんだり、家族が用事でお世話ができないときに、ショートステイを利用して施設に宿泊するといった使い方が考えられます。

▎費用負担は利用したサービス費用の1割が原則

　介護保険は、利用したサービス費用の9割が保険でまかなわれ、残り1割を利用者が負担する「現物給付」が原則です(高所得者※は現在2割負担ですが、2018年8月に3割負担に引き上げられる見込です)。

　福祉用具の購入と住宅改修については、利用者がいったん全額自己負担し、そのあとで申請をして保険給付分(9割または8割)の支払を受ける「償還払い」の形をとります。事前に申請すれば最初から1割または2割の費用の支払いですむ、「受領委任払い方式」を採用する自治体もあります。

※ 65歳以上で合計所得金額160万円以上の人(単身で年金収入のみの場合は280万円以上の人)。

自宅や施設で受けられる介護サービスにはどんなものがある？

介護保険で利用できるおもなサービス

要支援なら「予防給付」、要介護なら「介護給付」のサービスを利用できます。要介護度によって、利用できるサービスの上限額が異なり、重度の人ほど上限額が高くなります。

◎ 介護保険で利用できるおもな介護サービス

場所	名称	内容
自宅でサービスを受ける	訪問介護 （ホームヘルプ）	ヘルパーが自宅で、介護や排せつ・入浴のサポート、食事の調理、洗濯、掃除などの家事を行う
	訪問入浴介護	移動入浴車などを利用して入浴の介護を行う
	訪問看護	看護師が定期的に自宅を訪問し、症状や体調の確認、医療器具や薬の管理・指導などを行う
	住宅改修	介護のための住宅改修費用を支給する（20万円までの工事費用の8〜9割）。改修前に申請する必要がある
	このほかに、訪問リハビリテーション、夜間対応型訪問介護、福祉用具の購入（年10万円）やレンタルなど	
施設に通ってサービスを受ける	通所介護 （デイサービス）	施設に送迎してもらい、他の高齢者とともに施設で昼食を食べたり、入浴、体操などをして日中をすごす
	通所リハビリテーション （デイケア）	病院でリハビリを受けていない人が施設でリハビリを受けたり体操をする
	短期入所生活介護 （ショートステイ）	家族がいないときや介護者の負担を減らすために施設に宿泊し、身のまわりの世話を受ける
	このほかに、認知症対応型通所介護、短期入所療養介護など	

※ 要支援向けのサービスは、名称の先頭に「介護予防」と付きます。

第2章 介護

▎訪問介護サービス（ホームヘルプ）▎

　訪問介護は、訪問介護員（ヘルパー）が自宅を訪ねて、日常生活を手助けしてくれるサービスです。

●身体介護

　トイレやお風呂・食事などの際に、直接的に身体をサポートします。病院や買い物の付き添い、着替えや歯みがきなどのサポートも頼めます。費用の目安は、入浴の手伝い（30分以上1時間未満）で1回あたり388円です。

●生活援助

　掃除や洗濯、買い物、調理、配膳、後片付け、布団干し、シーツやタオルの交換、薬の受け取りなど、日常の家事全般についてサポートします。費用の目安は、掃除や洗濯（45分以上）で1回あたり225円です。

●通院等乗降介助

　介護タクシーを利用する際に、車の乗り降りの介助をします。

▎訪問介護サービスで頼めないこともある▎

　ヘルパーは家政婦ではないので、頼めばどんな家事でもやってくれるわけではありません。基本的に、利用者が日常生活を送るために必要最低限の家事しか行いません。たとえば、同居する家族の料理や、家族の部屋の掃除は頼めませんし、窓ふきなどの大掃除や庭の草むしり、ペットの散歩、車の洗車なども頼めません。

　訪問介護サービスを利用する際には、事前に日常生活で困っていることは何か、それを介護保険で解決できるのかをケアマネジャーに確認しましょう。もし介護保険でカバーできないことであれば、民間のサービスを検討するなど、別の方法をとる必要があります。

自宅や施設で受けられる介護サービスにはどんなものがある？

▍通所介護サービス（デイサービス）▍

　デイサービスは、高齢者が施設に集まって入浴や食事の世話を受け、趣味や体操などをして日中を過ごすというものです。親が社交的なタイプなら、みんなの輪の中に入って楽しい時間をすごせるでしょうが、ちょっと気難しいタイプなら、ささいなことで機嫌を損ねて、「もう行かない」と言い出すこともあるかもしれません。

　施設によって、利用者の要介護度の高さやレクリエーションの内容などが異なるので、事前にいくつか見学して、施設の様子や利用者の雰囲気が合うかどうか確かめたほうがいいでしょう。

▍介護施設に入居してサービスを受けるには▍

　親の要介護度が上がって自宅での生活が難しくなり、訪問介護や通所介護では対応できなくなってきたら、介護施設への入居を考えることになります。どうしようもない状態になってからあわてて施設を探すのではなく、まだ要介護度が低いうちに余裕をもって準備を進めるのが、納得のいく選択をするためのコツです。どのような介護施設があるかについては、第3章で説明します。

column　新しくスタートした「総合事業」って？

　平成27年4月に介護保険法が改正され、介護予防・日常生活支援総合事業（いわゆる「総合事業」）がスタートしました。これにより、要支援者に対する「訪問介護サービス」と「通所介護サービス」が、これまでの全国一律のサービスから、市区町村の実情に応じた多様な内容に変わりました。サービス内容や料金が自治体によって異なるため、地域によっては事業者やボランティアの数が不足して、希望するサービスが受けられない可能性があります。

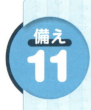

備え11 介護費用の負担を減らす方法は?

親が要介護状態になったら、どれぐらいの費用・期間がかかるのか予想できますか? 大体の見通しがつけば気持ちも楽になるし、対処法も見えてくるはずです。

介護の平均期間と費用

公益財団法人生命保険文化センターの「生命保険に関する全国実態調査」（平成27年度）によると、世帯主や配偶者が要介護状態になった場合に、介護にかかった平均費用（公的介護保険サービスの自己負担費用を含む）と平均期間は次の通りです。

これによると、介護費用の平均額は約546万円（80万円＋7.9万円×59.1か月）になります。

▼ 介護の平均期間と費用

一時的にかかった費用 （住宅改修や介護用ベッドの購入など）	80万円
月々かかった費用	7.9万円
介護期間	約4年11か月（59.1か月）

出典：（公財）生命保険文化センター「平成27年度 生命保険に関する全国実態調査」 より

認知症の介護費用は高額になりやすい

また、公的財団法人家計経済研究所「在宅介護のお金とくらしについての調査」（2011年）[※]によると、要介護度4か5で、認知症ではない人の介護費用が月額8.1万円なのに対し、重度の認知症の人の場合は12.6万円と1.5倍かかっています。認知症になると、身のまわりのことがひとりでできなかったり、徘徊などで常に付き添いが必要になったりするため、いろいろな出費がかさむことも理由かもしれません。

※ http://www.kakeiken.or.jp/jp/research/kaigo2013/gaiyou.html

介護保険制度があれば大丈夫？

　介護保険制度は、実際に使った介護サービス費用の1割（高所得者の場合は2割）を利用者が負担する制度です。たとえば、要介護度2の人がデイサービスを1日あたり5時間以上7時間未満利用し、食事と入浴をした場合の自己負担額は1300円程度。月に8回利用しても1万円ちょっとなので、一見大した負担ではなさそうです。

　ただ、実際に介護サービスを利用する際には、介護タクシーの運賃やレクリエーションの実費、理美容代などもかかるし、介護保険ではまかないきれないサービスは全額自己負担になります。たとえば、要介護度が低くて介護保険では週2回しかデイサービスを使えない場合、もっと利用しようとすると、それ以上は全額自己負担になります。

　訪問介護の場合は、おむつ代やガーゼなどの実費がかかります。1回あたりの金額は小さくても、介護が長期間にわたればボディブローのように家計に響いてくるかもしれません。

⬇ 要介護度に応じた支給限度額を超えた分は、全額自己負担となる

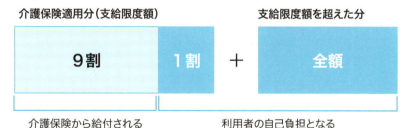

※ 利用者負担が1割の場合。

介護費用の自己負担には上限がある

健康保険と同じように、介護保険でも利用者の費用負担が高額になりすぎないように配慮がされています。

●高額介護サービス費（月単位）

利用者が介護サービスの利用時に支払う自己負担額には、月々の上限が設定されています。1か月間に支払った合計額が上限を超えた場合、申請すれば超過分が還付されます。一度手続きをすれば、その後はいちいち手続きする必要はありません。

負担上限額は、世帯に市区町村民税を課税されている人がいる世帯は、4万4400円です（平成29年8月から変更）。

⬇ 高額介護サービス費の負担上限額（月額）

区分		負担の上限（月額）
現役並み所得者のいる世帯		44,400円（世帯）
世帯内のだれかが市区町村民税を課税されている世帯		44,400円（世帯）※
市区町村民税の非課税世帯		24,600円（世帯）
	合計所得＋課税年金80万以下／老齢福祉年金受給者	24,600円（世帯）
		15,000円（個人）
生活保護受給者など		15,000円（個人）

※ 同じ世帯のすべての65歳以上の人で利用者負担割合が1割の世帯には、年間上限額（44万6400円）を設定。

厚生労働省資料より作成（2017年8月から変更）

●高額介護合算療養費（年単位）

1年間に支払った医療保険と介護保険の自己負担額の合計額が自己負担限度額を超えた場合に、超過分が還付されます。

介護費用の負担を減らす方法は？ 備え11

● 高額介護合算療養費の自己負担限度額（年額）

	75歳以上のみの世帯 後期高齢者医療＋介護保険の合計額	70歳〜74歳の人がいる世帯 国保・健康保険など＋介護保険の合計額	70歳未満がいる世帯 国保・健康保険など＋介護保険の合計額
標準報酬月額83万円以上	67万円	67万円	212万円
標準報酬月額53万〜79万円			141万円
標準報酬月額28万〜50万円	56万円	56万円	67万円
標準報酬月額26万円以下			60万円
低所得者2	31万円	31万円	34万円
低所得者1	19万円	19万円	

※ 同じ世帯でも、加入している健康保険が異なる場合は合算できません。
※ 低所得者の1は70歳以上で世帯全員が市区町村民税非課税の人など。2は70歳以上で世帯全員が市区町村民税非課税で所得が一定基準（年金収入80万円以下等）を満たす人など。

出典：杉山想子他著『見てわかる介護保険＆サービス 上手な使い方教えます』（技術評論社 2016）

　同一世帯で同じ医療保険の加入者がいる場合、毎年8月から1年間にかかった医療保険と介護保険の自己負担額が基準額を超えると、その超えた金額が還付されます。ただし、高額療養費などの支給を受けることができる場合は、その額を除きます。

　高額介護サービス費、高額介護合算療養費のいずれも、負担額が上限を超えたら、市区町村から申請をうながす書類が届きます。
　もし、親の所得が低い場合は、一定条件を満たせば利用者負担額の一部を助成してもらえる、「生計困難者に対する利用者負担軽減事業」もあります。お金がなければ介護が受けられないわけではないので、いろいろな制度を調べてみてください。

第2章　介護　53

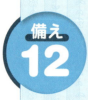

親を介護しつつ、自分の暮らしを守る術

子どもが親の介護を理由に退職し、親亡きあとも再就職できなかったり、精神的に追い詰められて親を虐待するケースがあります。そのような事態を防ぐには、どうすればいいのでしょうか。

介護離職って？

親や祖父母など、身近な人の介護をするために仕事をやめることを一般的に介護離職といいます。総務省の調査によると、介護や看護を理由とする離職者は、2012年までの5年間に約49万人いました。

しかし、いったん仕事をやめると、収入が減るという経済面でのデメリットだけでなく、社会から孤立するという精神面でのデメリットもあるので、介護離職はなるべく避けるべきでしょう。

会社をやめなくても、何とかなるかも

総務省の「仕事と介護の両立に関する労働者アンケート調査」（2012年）によると、正社員で働きながら介護をしている人の介護内容で多いのは次のものでした。

◎ ほぼ毎日行っていることと、週2〜4日行っていること（合算）

食事の支度や掃除、洗濯などの家事	83.1%
定期的な声かけ（見守り）	79.6%
ちょっとした買い物やゴミ出し	68.7%
排せつや入浴等の身体介護	58.8%

出典：三菱UFJリサーチ＆コンサルティング
「仕事と介護の両立に関する実態把握のための調査研究（労働者調査）」（厚労省委託事業）より

この中には、介護保険のサービスが利用できるものがあったり、職場で勤務時間を柔軟にしてもらったり、有休や有料の民間サービスを

親を介護しつつ、自分の暮らしを守る術

利用すれば何とかなることがあるかもしれません。会社によっては、介護のための休暇や短時間勤務の申請がしづらい雰囲気があるようですが、会社にとっても社員がやめるのは損失のはず。再就職の難しさも考えると、あきらめずに会社側と交渉することが大切ではないでしょうか。

介護休暇と介護休業

どちらも会社員や公務員が働きながら家族の介護をするために休みがとれる制度です。

↓ 介護休暇と介護休業

介護休暇	介護休業
1年間に5日（家族1人の場合）または10日（2人以上の場合）	家族1人あたり通算で93日

介護休暇は、要介護の家族を介護する労働者が、買い物や通院の付き添い、介護などのために年間5日まで休める制度です。

介護休業は、労働者が要介護状態にある家族を介護するためにとれる休暇です。最近、法律が改正され、①3回まで分割して取得できる、②半日単位で取得できる、③所定外労働の免除など、以前よりも利用しやすくなりました。

休業中の給与は原則ありませんが、雇用保険から「介護休業給付金」が支給されます。給付金の額が最近改正され、賃金の40％から67％に上がりました。なお、休業中でも社会保険料（健康保険料、厚生年金保険料、介護保険料）や住民税は負担しなければなりません。

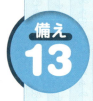

遠距離介護になったら

親が要介護状態になっても、子どもが同居や近居をせず、遠距離から見守るケースがあります。介護保険や民間のサービスをフル活用し、まわりの力を借りて乗り切りましょう。

▎今の生活を守ることを優先して▎

　親が要介護状態になったとき、別居している子どもが実家に帰って同居したり、反対に、親が子どもの家に引っ越して世話をしてもらうことがあります。

　しかし、子どもにも仕事や家庭があるし、親としても、住み慣れた自宅で暮らしたいという気持ちがあるはずです。認知症の場合は、環境の変化によって悪化するケースもあるので、同居せず遠距離で見守ったほうがいい場合もあるでしょう。

　介護は終わりが見えません。親子ともできるだけ無理をせず、今の生活を続けながらまわりのサポートを受けて介護するほうが、在宅介護を長く続けていけるのではないでしょうか。

▎見守りサービスや交通機関の割引制度を利用する▎

　遠距離介護で困るのは、普段の親の様子が見えにくいことと、金銭的な負担が大きいことです。普段の見守りについては、ヘルパーや配食サービスなどを利用しつつ、近くに住むきょうだいや親戚に頼んだり、近所の人に事情を話して、何かあれば連絡してもらうようにしましょう。ケアマネジャーとは事前に顔合わせして、電話などでコミュニケーションをとりやすいようにします。

　金銭的な負担については、介護のための帰省費用が高額になりがちなので、交通機関の割引サービスをうまく利用しましょう。

遠距離介護になったら 備え13

● 遠距離介護を乗り切るためのサービス・商品の一例

種類	内容	備考
交通機関の割引サービス	JALやANAなどの航空会社では通常より割安な介護割引がある。JRは介護割引そのものはないが、エクスプレス予約や50、60代以上が使える割引などがある。	親が障害者手帳を持っていれば、障害者割引や介助者割引を利用できる場合がある。
親の様子を見守るためのサービスや商品	通信機能付きのポットの利用状況をメールで知らせてくれる「みまもりほっとライン」（象印マホービン）、毎日定時に録音メッセージで親に電話をかけ、親が体調を番号で押すとメールで家族に届く「みまもりでんわ」（郵便局）など。	親が緊急時に通信機の緊急ボタンを押すと、消防署や民間業者に通報される「緊急通報システム」が、複数の自治体で導入されている。

老老介護での虐待を防ぐために

　遠距離介護の場合、子どもがそばにいないので、普段は元気なほうの親がもうひとりの親の介護をすることになります。しかし、介護は体力のある子どもにとっても負担が大きいのに、高齢ならなおさら大変です。その結果、元気だったほうの親が心身の負担から体調を崩して共倒れになったり、追い詰められて配偶者に虐待を加えるといった悲惨な事態になりかねません。

　親は子どもに心配させまいと、何を聞いても「大丈夫」としか言わないかもしれません。親に介護をまかせきりにせず、地域包括支援センターやケアマネジャーにも相談して、親をサポートする態勢を整えましょう。

第2章　介護

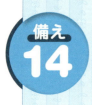

自宅での看取りを親が望んだら

もしかすると親は、最期は病院ではなく自宅のベッドで迎えたいと願っているのかもしれません。今は病院で臨終を迎えるのが一般的ですが、自宅での看取りは可能なのでしょうか。

どこで最期を迎えたい？

　内閣府の「平成27年高齢社会白書」によると、55歳以上の男女に対し、「治る見込みがない病気になった場合、どこで最期を迎えたいか」と尋ねたところ、「自宅」が54.6％で最も多く、次いで「病院などの医療施設」が27.7％でした。しかし、厚生労働省によると、実際に自宅で死亡する人の割合は12％しかありません。

　親が最期をどこで迎えたいと思っているかということは、なかなか聞きづらいものです。帰省の際にエンディングノートをおみやげにして、一緒に記入しながらさりげなく聞いてみるといいかもしれません。

自宅で親を看取るために必要なこと

　自宅で親を看取るのは、そう簡単なことではありません。きちんと準備しておかないと、いざ最期のときにどうしていいかわからずに救急車を呼んで、結局病院で息を引き取ることになるかもしれません。自宅で看取った場合でも、不審死ということで警察が介入して遺体は解剖に付され、子どもが取り調べを受ける可能性もあります。

　在宅での看取りは、訪問診療をしてくれる医師や看護師を見つけることから始まります。医療関係者とケアマネジャーとのチームプレーで最期まで親をサポートします。親の体が衰弱すると、水分や栄養が自力ではとれなくなりますが、その際に点滴や胃ろうを行うのか、苦しんだときは救急車を呼ぶのかなど、親も交えて全員で話し合い、計画を立てることが大切です。

自宅での看取りを親が望んだら　備え14

■医者が自宅まで診察に来てくれる「在宅医」■

　在宅での看取りを考えていない場合でも、親の体が弱り、これまで通っていた病院に通うのが難しくなってきたら、医療関係者が自宅に来てくれる制度（在宅医療）を利用しましょう。

　在宅医療は、定期的に医者（いわゆる在宅医）や看護師が自宅を訪問して、治療や経過観察、リハビリなどを行ってくれるものです。本人が住み慣れた自宅にいながら治療を受けられ、入院ほど費用が高額にならないというメリットがあります。

　在宅医を探すには、まず主治医に相談し、主治医が難しい場合は市区役所の介護保険の窓口やケアマネジャーに相談しましょう。入院中なら、病院内の相談室が利用できます。「末期がんの方の在宅ケアデータベース」（http://www.homehospice.jp/）など、インターネットでも在宅医を探せます。

■薬を自宅まで届けてくれるサービスもある■

　自宅で医師の診察を受けても、薬局まで薬を取りに行かなくてはいけないのは大変です。そのような場合、薬剤師が自宅に薬を届けてくれるサービス（薬剤師訪問サービス）を利用しましょう。「日本調剤」のサイト[※]によると、利用の際は次の4つの要件を満たす必要があります。

- 通院や来局が困難（歩行困難、認知機能の低下で介助が必要など）
- 薬剤師訪問サービスが必要（自宅での薬の使用や管理に不安があるなど）
- サービスが必要だと医師が認め、薬剤師に対して訪問指示があること
- サービスの利用に対し、患者（家族）の同意があること

※ http://www.nicho.co.jp/

▶▶▶ 「介護」について話し合ったこと

第3章

暮らしの
あれこれ

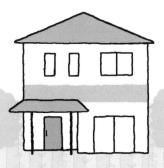

親のひとり暮らしには不安がいっぱい

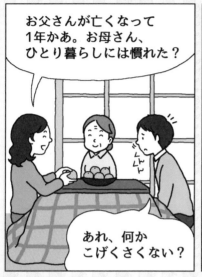
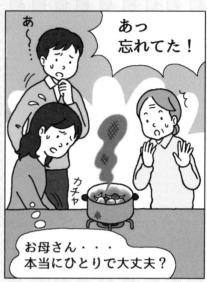

親に自立した生活を続けてもらうために

　両親のどちらかが亡くなったあと、残された親が誰と・どこで暮らすかは大きな問題です。親子が別々に暮らしていた場合は、それまで通り、それぞれの家で生活を続けたいと思うのが自然でしょう。
　親はなるべく自分で自分の面倒をみて、できないことは子どもや外部サービスの力を借りる。どうしてもひとりでの生活が難しくなったら、老人ホームへの入居を検討する——。親子ともに自立しながら、暮らす方法を考えていきましょう。

✓ 親の状況 チェックリスト

- [ ] 将来は親子で同居するか、近距離で暮らしたい
- [ ] 自分自身のことができるうちは、ひとりで暮らしたい
- [ ] 年をとっても、今、生活している家で暮らしたい
- [ ] 将来は、要介護度が低いうちに老人ホームに入りたい
- [ ] これからも家の管理（草むしりなど）ができるか、足腰が弱って階段が登れないのでは、などの不安がある
- [ ] 将来、自宅を二世帯住宅に建て替えたい
- [ ] 料理や洗濯、掃除などの家事は自分でできる
- [ ] 老人ホームに入居できるだけのお金はある

親が年をとったとき、誰とどんな暮らしをしたいと考えているのかを確認します。将来もし、体が不自由になったら、今住んでいる家でそのまま住み続けることが可能かなど、現実的な問題についても考える必要があります。

✓ 自分の状況 チェックリスト

- [ ] 将来は、実家で親と同居して生活をサポートしたい
- [ ] 将来は、自分の家に親を呼び寄せて一緒に暮らしたい
- [ ] 現実問題として、親との同居は無理だ
- [ ] 仕事や育児などの理由で、将来、親の介護を自分（や配偶者）がするのは難しそうだ
- [ ] 親と同居せず、こまめに帰省して親の生活や介護の手助けをしたい
- [ ] 将来は、親が住んでいる家を引き継いで住みたいと考えている

親との同居について、あなたはどう考えていますか。親のひとり暮らしに不安がある場合は、本章を読み終えてからもう一度チェックすると、考えが変わっているかもしれません。

備え15 親子で同居したほうがいい?

もし親がひとりで暮らすのが難しかったり、将来、介護が必要になったとき、親子で同居したほうがいいのでしょうか。

■親がひとりになったら同居すべきか■

　今、親子で別々に暮らしているのなら、親が元気なうちにこれからのことを考えるべきでしょう。親がひとり暮らしをしている場合は、将来何かの事情でひとりで暮らすことが難しくなるかもしれません。そのときに子どもと同居すべきか、それともさまざまなサービスをフル活用してひとり暮らしを続けるべきでしょうか。今、両親が一緒に暮らしている場合でも、一方が亡くなったときのことをシミュレーションしておけば、いざというときにあわてずにすみます。

　世間では、親が年をとったら子どもと同居すべきだと考える人もまだ多いようですが、昔と違って今は介護保険制度もあるし、民間の介護サービスも充実してきました。たとえ義務感から同居しても、生活習慣の違いからストレスがたまり、関係が悪くなる可能性もあります。

　もし同居を検討する場合は、お互いのプライバシー保護やストレス軽減のため、二世帯住宅にしたり、水回りを別々にするようにリフォームするなど、十分配慮したほうがいいでしょう。

　この問題については、さまざまな考え方があります。最初から決めつけず、同居・別居のメリットやデメリットを知ったうえで、お互いに無理をせず暮らしていける方法を考えましょう。

備え 15　親子で同居したほうがいい?

同居のメリット・デメリット

●同居のメリット
- 親の様子が見えるので安心できる
- 医療や介護のサポートがしやすい
- 孫との交流がしやすく、親の生活に張り合いが出る
- 親が元気なうちは、育児のサポートを頼める
- 親の家で暮らす場合は、子どもが家賃を負担しない代わりに生活費を援助するなど、経済面で助け合える
- 同居により、相続税対策で有利になる場合がある

●同居のデメリット
- 価値観や生活習慣、生活リズムの違いから感情的な行き違いが生じ、嫁姑トラブルなどに発展するおそれがある
- 親が子どもの家に引っ越す場合は、それまでの生活基盤や人間関係を失うため家にとじこもりがちになり、心身に悪影響が出やすい
- 親の生活や介護のサポートのために子どもに大きな負担が生じる可能性がある
- 子どもがすべての家事を行うなど世話を焼きすぎて、親が何もすることがなくなり、生活に意欲を失うことも

同居希望の人は少数派?

　次ページの国の調査結果をみると、親と同居したいと考えているのは全体の2割ほどですが、近居を希望する人も含めると4割以上になります。

⬇ 今後、夫・妻いずれかの親世代と同居・近居をする意向があるか

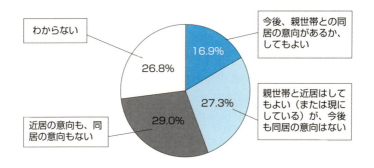

⬇ 親世代と同居してもよい条件は（複数回答可）

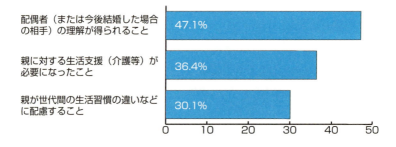

出典：いずれも2015年・厚生労働省「人口減少社会に関する意識調査」より

　これをみると、同居については親子だけで話し合うのではなく、子どもの配偶者にも十分配慮することが必要なことがわかります。

三世代同居のケースはかなり少ない

　厚生労働省によると、65歳以上の人の家族形態のうち、一番多いのは子どもと同居している世帯です。

親子で同居したほうがいい？

備え 15

◯ 65歳以上の人の家族形態

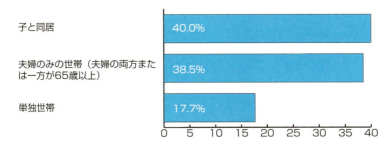

出典：厚生労働省「平成25年国民生活基礎調査の概況」

　しかし、次の表をみると、昭和61年当時から子どもと同居するケースが年々減少しています。くわしくみると、子ども夫婦と同居するケースが3分の1以下に減り、かわって配偶者のいない子どもと同居するケースが約1.5倍に増えていることがわかります。

◯ 家族形態にみた65歳以上の者の構成割合の年次推移

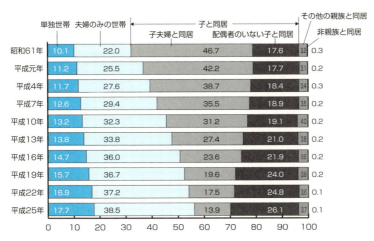

※ 平成7年の数字は兵庫県を除いたもの。

出典：厚生労働省「平成25年国民生活基礎調査の概況」

第3章　暮らしのあれこれ　67

備え16 親がひとり暮らしになったら

親がこれからひとり暮らしをするとしたら、安全面や生活面（食事の支度や身のまわりのことが自分でできるか）が心配になります。

ひとり暮らしの高齢者は増えている

　内閣府の「平成27年版高齢社会白書」によると、65歳以上でひとり暮らしをする人は約480万人にのぼります。もし自分の親がこれからひとり暮らしをすることになったらと考えると、「自分で食事のしたくや掃除ができないから無理だろう」、「足腰が弱ったり介護が必要になったらどうするのか」など、心配がつきません。

　現時点で、親がどこまで自分で身のまわりのことができるのか、子どもがどこまでサポートできるのか、家事を外注する場合の費用などを確認しておきましょう。

●親のひとり暮らしで心配なことの例
・料理や掃除・洗濯、ゴミ出しなどの家事がひとりでできない
・火事や戸締りなどの防犯面
・ひとりで病院に通えない
・自宅で倒れても、誰にも気づかれないかもしれない
・看病や介護が必要になっても、世話をしてくれる人が近くにいない
・一戸建ての場合、足腰が弱って二階に上がれなくなったり、庭の手入れができなくなるなど、生活に支障が生じそう
・人付き合いが苦手なので、孤独で閉じこもりがちになりそう
・詐欺や悪徳商法にひっかかるのでは

　特に、母親はともかく、父親のひとり暮らしには不安を抱く人が多いでしょう。しかし、もしかしたら、一念発起してこれから家事を始

親がひとり暮らしになったら 備え16

めようとするかもしれません。「ひとり暮らしは無理」と決めつけずに、本人の意思を確認することも大切です。

● 親の現在の状況は？
- ☐ 料理や洗濯・掃除・ゴミ出しなどの家事がひとりでできる
- ☐ エレベーターのあるマンションに住んでいる
- ☐ 自宅に火災報知機をつけたり、防犯サービスの契約をしている
- ☐ 何かあったときに駆けつけてくれる親戚や友人が近くにいる
- ☐ 高額な財産の管理は子どもが行っている
- ☐ 近所に持病のかかりつけ医がいる
- ☐ 社交的な性格で、近所の人とも仲良くしている

column 介護が必要になったら、自宅ではなく施設を希望する人が多い

内閣府の「平成27年版高齢社会白書」によると、ひとり暮らしの高齢者が希望する介護場所は、①要介護度が低いケースでは「現在の自宅」（66.6％）が最も多く、②排泄や入浴に介助が必要な状態では「現在の自宅」（27.0％）と「介護施設」（29.2％）がほぼ同じ。③さらに、排泄や入浴に全介助が必要な状態になると、「介護施設」が42.6％になり、「現在の自宅」の15.5％を大きく上回ります。

つまり、要介護度が高くなるにつれて「現在の自宅」での介助を希望する人が減り、「介護施設」や「高齢者向きのケア付き住宅」での介護を希望する人が増えるということです。

第3章 暮らしのあれこれ

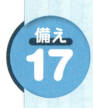

ひとり暮らしを支援するサービスはたくさんある

備え 17

掃除や配食などのサービスにはいろいろなものがあります。要介護認定を受けるほどではない場合は民間サービスを、要支援・要介護認定を受けている場合は介護保険のサービスを利用しましょう。

■食事は、持病や体調にあわせた配食サービスを■

　健康維持のためには、栄養バランスのとれた食事が不可欠です。親が自分で料理ができない場合は、外食したり、お店で惣菜を購入したりすることになりますが、それでは栄養が偏りがちになるし、食費もかさみます。

　最近は、高齢者向けの食事を自宅に配達し、安否確認もしてくれる「配食(宅食)サービス」がたくさんあるので、利用してはいかがでしょう。また、料理はできても買い物に出かけるのが難しい場合は、カット済みの食材を配達するサービスや、インターネットで注文できるネットスーパーを利用することも考えられます。

◎ 配食サービス

介護保険のサービス	介護保険特別給付の生活援助型配食サービスの利用には、要介護認定を受けていることが必要。ただし受けていない場合でも、自治体独自の条件(65歳以上でひとり暮らし、高齢者のみの世帯など)をクリアすれば利用できる場合がある。費用は民間より安め(1食あたり300円から500円程度)。
民間のサービス (ワタミ、ヨシケイ、タイヘイなど多数)	通常のお弁当や総菜のほかに、おかゆやペースト状の柔らかい食事、糖尿病向けなど健康状態にあわせたメニューもある。費用は1食あたり400円から600円程度。

　朝食と昼食は買い置きのものですませて、夕食だけ配食や食材サー

ひとり暮らしを支援するサービスはたくさんある

ビスを利用すれば、自炊する場合とあまり食費は変わらないはずです。

■家の片づけができなくなったら
家事代行サービスを利用する■

体力が落ちて毎日の掃除がおっくうだという場合は、月に数回でも、民間の掃除代行（ハウスクリーニング）サービスを利用してはいかがでしょう。要介護認定を受けている場合は、介護保険のサービス（訪問介護の生活援助）を利用できます。

● 家事代行サービス

介護保険のサービス （訪問介護の生活援助）	本人の部屋の掃除や冷蔵庫の中身の整理など、普段の生活に必要な部分のみ依頼できる。
民間のサービス （ダスキンなど多数）	一般的に日常的な掃除費用の目安は、1時間あたり2000円程度（＋1回あたり交通費1000円程度）。特別に、エアコンや洗面所、キッチンなど特定箇所を集中的にきれいにしたい場合は、1か所あたり1～2万円程度かかる。週に1回などの定期コースもある。

■見守りサービスで安心を■

別居していると、普段の親の様子が気になりますが、毎日電話やメールで様子を確認するのも、お互い負担になるものです。そのような場合は、第三者がときどき電話などで安否確認をしてくれたり、ポットやガスの使用状況で間接的に安全を確認するなど、高齢者の見守りサービスを検討してはいかがでしょうか。

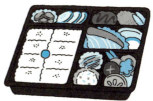

第3章　暮らしのあれこれ

🔽 見守りサービス

訪問や電話による安否確認	・市区町村によっては、職員がひとり暮らしの高齢者の家を定期的に訪ねたり、電話で安否確認を行うサービスがある（要介護状態などの条件がある）。
	・要介護状態ではない場合は、民間事業者の「見守りサービス」や「安否確認サービス」を。郵便局の「みまもりでんわ」は、親に毎日録音による電話をかけて体調を確認し、家族にメールで知らせてくれる（月額980円から）。また、「こころみ」という会社の「つながりプラス」では、担当者が週2回直接親に電話してくれる（週2回、入会金1万円・月額8000円）。
見守り用の機器	・親が電気ポットを利用すると、子どもに使用状況をメールで送ってくれるなど、親の生活状況を確認できる機器が各社から発売されている。たとえば、象印マホービンの「みまもりほっとラインi－pot」は、ポットの使用状況を1日2回家族にメールで知らせてくれる。ポットの使用料は月額3000円程度から。
	・携帯電話会社やガス・電力会社の中には、製品の使用状況を子どもにメールで知らせてくれるサービスがある。長時間使われていないなどの異変があれば、ただちに親に電話したり近所の親戚に確認してもらうなどの対応を。

ゴミ出しがひとりでできない

　日々生活するうえで、ゴミ出しがひとりでできないのは大きな問題です。うっかりすると、実家がゴミ屋敷になりかねません。もし親の足腰が弱まり、指定場所にゴミを出すのが難しくなった場合は、玄関先までゴミ収集に来てくれるサービスを利用しましょう。

備え17 ひとり暮らしを支援するサービスはたくさんある

🔽 ゴミ出しのサービス

自治体の戸別収集サービス	・ゴミを集積所まで運ぶのが難しいひとり暮らしの要介護高齢者などを対象に、建物の玄関先まで収集に来てくれる。希望者には、安否確認のため収集時に声掛けをしてくれる。 ・玄関先にゴミを運ぶことも難しい場合は、訪問ヘルパーに依頼することも可能。 （いずれも自治体によってサービスは異なる）
民間のサービス （一般廃棄物の収集運搬業者）	一戸建てや集合住宅の玄関先まで、ゴミを定期的に回収に来てくれる。ある業者の場合、料金は週2回の定期回収で月額6000円程度。

日常的な雑事が苦手なら

　ひとり暮らしをしていると、ほんのちょっとしたことで困るものです。もし、親が自分で電球を交換しようとして脚立から落ちたり、暑いときに庭の草むしりをして熱中症になったりしたら大変です。多少費用がかかっても、他の人にやってもらうようにしたほうが安心かもしれません。

🔽 日常的なあれこれに対応したサービス

介護保険のサービス （訪問介護のヘルパーによる日常的な家事サービス・生活援助）	布団干し、ベッドのシーツ・カバーの取り換えなど。何が介護保険でカバーされているかは、ケアマネジャーに確認すること。
民間のサービス （便利屋、シルバー人材センターなど）	・比較的低料金で頼めるシルバー人材センターなら、庭の草取り、庭木の剪定・害虫駆除、屋内外の清掃、お墓の清掃、大工仕事、ペンキ塗り、ふすま・障子・網戸の張替えなどさまざまなことを依頼できる。 ・便利屋は、電球の交換や家具の組み立て、買い物代行など、ちょっとした困りごとにも対応してくれる。

第3章　暮らしのあれこれ

■家政婦には何をお願いできるの？■

　テレビドラマで有名な「家政婦」は、家事全般を行ってくれるプロです。炊事・洗濯・掃除だけでなく、外出時の付き添いや介護・見守り、話し相手、ペットの世話など、高齢者の生活のほとんどをサポートしてくれます。

　料金は、月2回以上など定期利用契約の場合、1回2時間で7000円程度が目安（交通費は別途）で、不定期のスポット契約や住み込みも可能です。利用したい場合は、近くの家政婦紹介所に紹介してもらうか、インターネットで検索しましょう。

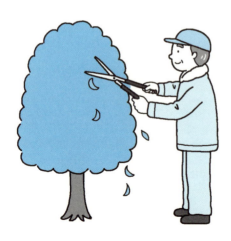

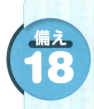

備え18 生活上の事故を防ぐために準備したいこと

年をとると、どうしても忘れっぽくなり、目や耳の機能がおとろえるので、調理中に火事になったり、床の段差でつまづいて骨折したりするなどの事故が起きやすくなります。

■事故を未然に防ぐための準備■

ひとり暮らしでの事故を未然に防ぐためには、自宅の階段や廊下に手すりをつけるなどハード面での準備が欠かせません。また、離れて暮らす子どもが親の体調や生活をチェックしやすいように、電話以外のコミュニケーション手段を複数用意したり、近所の人と連絡先を交換しておくなど、ソフト面での準備も大切です。

⬇ ハード面での準備（設備や安全対策など）

固定電話	携帯電話だけだと、親が充電し忘れたり紛失して連絡が取れなくなる可能性があるので、固定電話もあれば安心。FAX機能がついていれば、耳が悪くても連絡がとりやすいし、親元に届いた郵送物の内容をすぐに確認したい場合にも役立つ。
緊急通報装置	急に体調が悪くなったときにボタンを押すと、自動的に親族や対応センターに連絡される。家族の携帯電話から遠隔操作で室内の様子を聞いたり、話しかけられる商品もある。費用は、レンタルで月額2000円程度から。
ガスコンロをIHコンロ（電気コンロ）に交換する	電気コンロもガスコンロと同様に火災になる危険はあるが、衣服に火が燃え移りにくい。簡単な調理だけならコンロを使わないでホットプレートにしたり、お湯をわかすために電気ポット（安否確認機能付きもあり）を利用してもいい。

第3章　暮らしのあれこれ

火災報知器、消火器	・自宅への火災報知機の設置は義務付けられているので、設置していない場合は必ず設置して。機器の種類や設置場所は、市町村の条例によって定められている。自治体により、火災安全システムや火災警報器等の貸与・給付もある。 ・消火器は、高齢者でも簡単に使えるものや、手軽なスプレータイプを、火気のある場所に複数用意しよう。
自宅の安全対策	・玄関の段差の解消 ・廊下や階段に手すりやすべり止めをつける ・風呂場の安全対策 ・一戸建てでは、階段昇降機（レンタルや自治体の助成もある）やエレベーターを設置

◐ ソフト面での準備（情報や人間関係など）

SNSの利用方法を親に教える	こまめに様子をチェックするために、電話以外にも、メールやLineなど複数の手段でコミュニケーションを取れるようにする。親がパソコンやスマートフォンを使い、フェイスブックで子どもや孫の生活ぶりを見られるようにしたり、同じ趣味の人と交流できるようにすれば、社会とのつながりができて孤独感が薄まるはず。
医療、介護関係者との連絡体制を整える	親の普段の様子を把握して、万一のときにすぐ適切な対応が取れるように、普段からケアマネジャーなど医療・介護関係者とのコミュニケーションを密にとることが大切。遠方に住む場合でも、一度は担当者と顔を合わせ、月1回電話するなどコミュニケーションを心がけて。また、親の健康保険証や介護保険証、通院している医療機関の診察券、おくすり手帳のコピーをとっておくと、万一のときに役立つ。

生活上の事故を防ぐために準備したいこと　備え18

通帳・実印・保険証書などの保管場所を確認しておく	・親が突然入院したり介護施設に入所することになり、子どもが代わりに支払いをする場合に備えて、通帳の保管場所やキャッシュカードの暗証番号、マイナンバーなどの情報を教えてもらっておくと安心。 ・入院中に、家賃や光熱費、クレジットカードの支払いがとどこおらないように、請求書の保管場所も確認して。財産管理について不安がある場合は、親子でも委任契約書の作成がおすすめ（→P.80）。
隣近所の人や習いごとの先生など連絡先	親が倒れたり、何か困った事態になったときに連絡をもらえるよう、連絡先を交換しておくと安心。帰省時に、一度は顔を合わせて挨拶しよう。
車の免許の返納	・最近、高齢者の運転による死傷事故が目立つので、加齢や持病のために親の運転が危険だと判断したら、運転免許の返納をすすめたほうが安心できる。特に認知症の場合は、主治医にアドバイスを受けて車のキーを隠すなどの対策を。 ・車を運転しない代わりに、外出をサポートするシルバーカー（手押し車）や電動カートを買ったり、自治体のバスの無料パスの取得や、乗り合いタクシー・コミュニティバスを利用するなどの対応を。買い物は生協などの宅配を利用する方法も。 ・地方では車に乗らないと生活できないケースが多い。万策尽きた場合は、思い切って便利な場所に住み替えることも検討しよう。

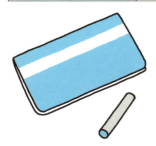

第3章　暮らしのあれこれ

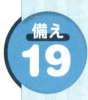

今の住まいで最期まで暮らせるか考える

備え19

たとえ体が不自由になっても、最期まで自分の家で暮らしたい――。もしかすると、あなたの親もそう思っているかもしれません。今の住まいでそれが可能か考えましょう。

▍自宅に住み続けるメリットとデメリット

親がこのまま自宅に住み続ける場合のメリット・デメリット、かかる費用などについて考えてみましょう。

●メリット
- 住み慣れた家で生活できるため、ストレスを感じにくく生活に満足感を覚えやすい
- 友人や近所の人との人間関係を維持できる
- ペットと一緒に暮らせる
- 施設への入居よりも経済的負担が軽い

●デメリット
- ひとりで暮らすことに孤独感を感じる
- 刺激が少ないので認知症につながるおそれがある
- 家の維持やリフォームのための手間や費用がかかる
- 要介護状態になったとき、エレベーターがない集合住宅や狭い廊下など介護しづらい場合がある、など

ひとりで今の住まいに住み続けるとしたら、建物の維持管理が大変でリフォーム費用もかかりますが、日常生活にストレスを感じることはあまりなさそうです。ただ、単調な生活が続くと、認知症のリスクが高まるかもしれません。

今の住まいで最期まで暮らせるか考える　備え19

■自宅のリフォームにかかる費用■

　もし親が自宅を所有し、住宅ローンを返済し終わっている場合は、これから先、固定資産税を除けば出費もなく、ずっとその家に住むことができます。

　ただし、一戸建てもマンションも、長く住めば壁や屋根などが傷むため、リフォーム（大規模修繕）が必要になります。特にマンションは、自分でその時期が選べないうえ、場合によっては月々の積立では足りず予想外の出費につながることがあるので要注意です。これからもずっと自宅で住み続けるとしたら、どれぐらいのリフォーム費用がかかるのか、見積もっておきましょう。

　一戸建てのリフォームをする場合、費用はリフォームの内容や築年数、広さ、使う材質などで異なります。業者によってかなり見積金額が異なることがあるので、数社で見積もりをとりましょう。

　リフォーム費用が高額になりそうな場合は、子どもが独立しているのなら、いっそ小さな家に住みかえるのも選択肢のひとつです。後述する、高齢者向けのケア付き賃貸住宅も検討してはいかがでしょう。

◎ リフォーム費用の目安

一戸建ての場合	・屋根のふきかえ工事（50万円〜100万円程度） ・外壁の塗装（60万円〜150万円程度） ・浴室のリフォーム（給湯器・風呂釜の交換で50万円程度、浴室暖房乾燥機の設置は20万円程度） ・システムキッチンの交換（50万円〜100万円程度）
マンションの場合	・ユニットバスの交換（60万円〜100万円程度） ・外壁などの大規模修繕や建て替えの際の追加負担金など ※マンションのコンクリートの寿命は、平均60年程度といわれている。

※ 商品や業者によって異なります。

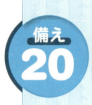

備え20 お金の管理がひとりでは難しくなったらどうする？

親が寝たきりや認知症になったときに子どもがお金を管理できないと、子どもが自腹で医療費や介護費用を払うはめになりかねません。親が元気なうちに、お金の管理について話し合いましょう。

■日常的なお金の管理で困ったら

年をとると足腰や目が悪くなり、銀行に行くことさえおっくうになるものです。そんなときに、「ちょっと私の代わりにお金を振り込んできて」と、近所に住む子どもに頼める人はいいのですが、そうでない場合は一体、誰に頼めばいいのでしょうか。お金のことを近所の人に頼むのはためらわれるし、友人や親戚にもそう頻繁には頼れません。

このように、日常的なお金の管理を誰かに頼みたいという場合には、次の方法があります。お金の管理だけでなく、病院や介護施設への入居手続き、福祉サービスの申込手続きなどのサポートも可能です。

◎ 判断能力や身体機能が低下したときの財産管理

社会福祉協議会の「自立支援事業」	認知症など判断能力が不十分な人について、福祉サービスの利用や日常生活費の管理などを支援してくれる。不動産の売却など、非日常的な取引は頼めない。
財産管理等の委任契約（任意代理契約ともいう）	判断能力はあるものの体が不自由になった場合に、信頼できる人に財産管理などの代理権を与える。トラブルを避けるために、委任内容を限定した公正証書を作成するのが望ましい。

財産管理等の委任契約は、いってみれば、さまざまな用途で使える委任状です。入院中だけお金の管理をお願いしたり、市区役所で戸籍謄本の取得手続きをお願いするなど、委任内容を自由に決められます。

お金の管理がひとりでは難しくなったらどうする？

ただ、不動産の売却など本人の意思をきちんと確認すべき取引では使われないのが一般的です。

この契約は、判断能力が十分ある場合に利用するものです。その後判断能力が低下すると効力を失うので、その場合に備えて、あとで紹介する「任意後見契約」も同時に結ぶと安心です。

高齢者を狙った犯罪は後を絶たない

久々に子どもが帰省したら、親が訪問販売で羽根布団を大量に買いこんでいて驚いたというような話をよく聞きます。このように、不要なものを高値で売りつける悪質な訪問販売や、代金引換郵便で勝手に商品を送ってきて代金を請求する「送り付け商法」、電話で子どものふりをしてお金を振り込ませる「振り込め詐欺」など、高齢者を狙った犯罪は後を絶ちません。

成年後見制度

親が万一、認知症になったとき、悪い人にだまされて大切な老後資金を失わないように、「成年後見制度」について知っておきましょう。

成年後見制度は、認知症などにより判断能力が低下した場合に、後見人が代わりに財産管理などを行い、本人を保護する制度です。

⬇ 成年後見制度の種類

法定後見	すでに判断能力が不十分になっている場合に、家庭裁判所で後見人を選任してもらい、本人の代わりに財産管理を行う制度。判断能力の程度に応じて「後見」「保佐」「補助」がある（後見が一番重い）。
任意後見	今は判断能力に問題はないが、将来認知症になったときのために、あらかじめ後見人を指定する制度。

第3章 暮らしのあれこれ

●任意後見契約なら、信頼できる相手を後見人にできる

　法定後見も任意後見も、本人の判断能力が低下したときに後見人が財産管理を行う制度です。しかし、法定後見は認知症になってから後見人を決めるため、その手続きのための数か月間は本人の保護ができません。また、裁判所が後見人を選任するので、本人が想定していなかった人が後見人に指名される可能性があります。たとえば、親はしっかり者の長女にお金の管理を任せたかったのに、実際はお金にルーズな長男が後見人になるおそれがあるということです。

　その点、任意後見は、本人に判断能力があるときに将来の後見人を決めるので、信頼できる相手（前の例では長女）を後見人にできます。また、P.80でのべた「財産管理等の委任契約」の受任者と同じ人を後見人に指定すれば、親に判断能力がある間も、判断能力を失ったあとも引き続き同じ人に財産管理を頼めるので安心です。

●任意後見契約でできること

　任意後見人は、お金の出し入れなどの日常的な財産管理だけでなく、本人が所有する不動産を売却して介護施設の入居金にあてることも可能です。また、身内が亡くなったとき、本人の代わりに遺産分割協議に参加できます。独身のおじ・おばが亡くなって借金を残した場合でも、任意後見人である子どもが親の相続放棄の手続きをできるということです。

　財産管理のほかに、「身上監護」といって生活や療養・看護に関する事務も行えます。たとえば、病院や介護施設への入居手続きや、介護保険の要介護認定の申請などです。認知症になると、自分ではどんな医療・介護を受ければいいのか判断できないため、後見人が代わりに判断することになります。

お金の管理がひとりでは難しくなったらどうする？

🔽 任意後見契約でできること

財産管理	・お金の出し入れなど、日常的な財産管理 ・不動産の売却 ・遺産分割協議への参加など
身上監護	・病院や介護施設への入院・入居手続き ・介護保険の要介護認定の申請など

● **任意後見契約でできないこと**

　任意後見人は、今のところ重大な手術や延命措置についての同意はできません。ただ、子どもが任意後見人になる場合は、子どもとしての立場で同意すればいいので問題はないでしょう。

　また、法定後見と違って契約の取消も通常は難しいようです。親が誰かにだまされて高額な契約を結ぶのを避けるためには、普段から預金通帳やカード・銀行印を預かり、定期的に生活費を振り込むようにするなど適切な財産管理を行いましょう。もしすでに契約をした場合は、次の表のような対応が可能です。自分でやるのが難しそうな場合は、弁護士などの専門家に相談しましょう。

🔽 悪質商法などへの対応

訪問販売	特定商取引法により、契約書面の受領日から8日間はクーリング・オフ（無条件で契約を解除できる制度）により、業者に商品の引き取りと代金の返還を要求できる。
高額な買い物	親がだまされて分割払いやクレジットカード払いの買い物をしたときは、割賦販売法によりクレジット会社への支払いを拒める場合がある。

第**3**章　暮らしのあれこれ

老人ホームについて考える

親が老人ホームに入るのは最後の手段、と考えている人が多いかもしれません。いざそのときになったら、老人ホームを探す余裕がなくて困ったということのないように、今から準備しましょう。

老人ホームを検討する状況とは

　前にのべたように、誰しも、なるべく住み慣れた自宅で最期まで過ごしたいと思うものです。そのほうがいろいろな面で安心できるし、経済的にも負担が少なくてすみます。それでも、次のような状況になったら、いわゆる老人ホームへの入居を真剣に検討することになるのではないでしょうか。

- それまでひとり暮らしをしていた親が要介護状態になり、誰かの助けがなければ暮らせなくなった
- 介護をしていた家族が、体をこわした
- 同居して世話をしていた子どもが転勤になった
- 認知症がひどくなり、トイレ以外の場所で粗相したり徘徊が始まるなど、家族の手におえなくなった

老人ホームに入ったほうがいい場合もある

　「親を老人ホームに入れるのは、親を捨てるみたいで嫌だ」と抵抗感を覚える人もいるかもしれません。しかし、親を自宅で介護しようと頑張りすぎて、ストレスのあまり虐待につながったり、子どものほうが倒れてしまったりしては元も子もありません。

　施設への入居を後ろ向きにとらえるのではなく、「プロに任せたほうが、介護されるほうにとっても快適なんじゃないか」「家にひとりでいるより、たくさんの人に囲まれているほうが気晴らしになっていいの

老人ホームについて考える 21

では」などと前向きにとらえ、自分を責めないことが大切です。親にとっても、子どもやその家族に大きな負担をかけてまで、自宅で介護してほしいとは思っていないはずです。

老人ホームを検討する手順

① インターネットで情報収集したり、市区町村の福祉課や地域包括支援センターに相談して、施設の所在地や施設の概要などの基本情報を入手する。

② 複数の施設からパンフレットや「重要事項説明書」を取り寄せて料金やサービス内容をチェックし、比較検討する。

③ 実際に足を運んで見学する。子どもも同行して、違う視点から施設や介護者・入居者の様子などをチェックしよう。「体験入居制度」があれば、できるだけ利用して。介護の様子や施設の設備・雰囲気・環境など、体験してはじめてわかることも多い。

● まずは公的な施設を検討する

　老人ホームは、在宅で自立した生活をするのが難しい高齢者が生活するための施設で、公的・民間ともにさまざまな種類があります（→P. 86）。どれを選べばいいのか迷いますが、要介護度によって入居可能な施設や費用が異なることから、①まずは入居条件に合う公的な施設を検討し、②入居が難しそうな場合は民間の施設を検討する、という順番がいいでしょう。

第3章　暮らしのあれこれ

老人ホームの種類

⬇ 公的施設（社会福祉法人や医療法人が運営）

介護保険施設	①特別養護老人ホーム（特養）	常時介護が必要な人（原則として要介護度3以上）のための施設。入浴・排泄・食事などの介護や日常生活の世話、機能訓練などを行う。少ない費用負担で長期間入所できるので、希望者が多く待機期間が長いのが一般的。
	②介護老人保健施設（老健）	要介護1以上が対象で、医療ケアやリハビリを提供。在宅復帰が目的なので、入所期間が原則3か月までと短く、特養より入りやすい。
	③介護療養型医療施設	急性疾患からの回復期にある要介護者向けに、医療処置やリハビリを提供。原則として一時滞在。
福祉施設	④ケアハウス（軽費老人ホーム）	60歳以上の高齢者が食事や洗濯などの介護サービスを受けられる。自治体の助成制度があるので利用者の費用負担が軽い。
	⑤養護老人ホーム	原則として持病がなく介護も必要としない65歳以上で、生活保護を受けているか低所得の人が対象。

老人ホームについて考える　備え21

◎ 民間施設（民間企業などが運営）

有料老人ホーム	❶介護付 有料老人ホーム	いわゆる「老人ホーム」の代表格で、幅広いサービスが受けられるのが特徴。事業者数が多く、重度の介護状態でも受け入れ可能な施設もある。食事や安否確認のほか、24時間体制で介護が受けられる。利用料は高め。
	❷住宅型 有料老人ホーム	食事や安否確認、必要に応じて外部の介護サービスが受けられる。重度の介護が必要になると退去が必要な場合も。利用料は高め。
	❸健康型 有料老人ホーム	食事や安否確認などのサービスが受けられる。自立した人向けで、重度の介護が必要になると退去させられる。
その他	❹サービス付き 高齢者向け住宅 （サ高住）	60歳以上の人向けのバリアフリー対応の賃貸住宅。安否確認や生活支援サービスが受けられる。要介護者の受け入れは施設によって異なる。
	❺グループホーム （認知症対応型 共同生活介護）	ひとつの住居に5～9人程度の認知症の高齢者が、介護スタッフと家庭的な雰囲気で共同生活を送る。原則、医療行為が不要な人向けで、医療的なケアが必要だったり、暴言や暴力などで他の利用者と共同生活ができない人は入居できない。

※ 介護施設にはさまざまな種類や分類方法があり、ここに掲載されていないものや表記が異なるものもあります。

● **要介護認定を受けているのなら、まずは特養を検討する**

　親が要介護認定を受けている場合は、まずは「特養」を検討しましょう。よく、「老人ホームの定員がいっぱいで入れない」と言われるのは、この特養(特別養護老人ホーム)のことです。

　特養は、介護サービスが充実しているのに公的施設で費用が安いために人気が高く、以前から待機期間の長さが問題になっていました。しかし最近の法改正により、新規入居できるのは原則として要介護3以上の人だけとなり、該当者は入居しやすくなりました。例外的に、ひとり暮らしの場合や、重度の認知症、または家族から虐待を受けているなどのやむを得ない事情があれば、要介護1、2でも入所できる場合があります。

● **ほかにも公的な介護施設がある**

　特養と似たものに、介護老人保健施設(いわゆる老健)や介護療養型医療施設があります。ただ、特養のように終身利用できるわけではなく、一時的な利用に限られます。

　ケアハウスは施設によって内容や費用が大きく異なり、養護老人ホームは低所得者をおもな対象にしているなどの特徴があります。

● **民間の「有料老人ホーム」は施設によって内容が大きく異なる**

　公的な施設は条件が合わないという場合は、民間の有料老人ホームを検討することになります。

　有料老人ホームには3種類のタイプがあります(→P.86～87の表)。入居後に介護が必要になったら、施設内でスタッフによる介護サービスが受けられ、看取りまで対応してくれる施設もある一方で、重度の介護が必要になると退去しなければならない施設もあります。何度も施設に入り直すことにならないよう、選ぶ際には、介護が必要になっ

たときの対応を十分確認しましょう。

老人ホームに入るタイミングは？

● **現在は健康に問題がない場合**

　将来老人ホームに入る予定で、経済的に余裕がある場合は、早めに住宅型か健康型の有料老人ホームに入居するのもいいでしょう。まだ元気なうちに入居したほうがホームでの生活や人間関係になじみやすいし、各種のイベントも楽しめるからです。まだ仕事をしている人が、老人ホームから職場に通うケースもあります。

● **持病を抱えていたり、一部介護が必要な場合**

　在宅で家族が面倒をみて、負担に耐え切れなくなったら特養に入ろうと思っていても、すぐに入居できる保障はありません。また、民間の老人ホームは、医療行為に対応できなかったり、認知症の症状（暴力行為など）がひどいと入居できない場合があります。

　要介護度が低いうちに、医療・介護に対応できる民間の有料老人ホームを見学して入居体験をし、比較検討しましょう。要介護度が上がったら特養への申込をし、あまりに待機期間が長くなりそうなら民間施設への入居を検討するといいでしょう。

● **すでに要介護状態3以上で、在宅での介護が難しい場合**

　介護保険のサービスを利用しても在宅での介護が難しいようなら、すぐに特別養護老人ホームへの入居を検討してください。申込後、待機期間の間に他の公的施設が利用できないかケアマネジャーに相談を。並行して、民間の老人ホームでも入居可能な施設を探しましょう。

老人ホームの費用はピンキリ

　老人ホームへの入居には、どうしてもお金がかかります。何とか当面の入居費用は工面できても、これから10年、20年間と月額利用料を無理なく払い続けられるかを考えなければなりません。公的・民間の老人ホームの入居費用は次の通りです。

●公的な老人ホーム

　費用の安さが魅力です。特に、特別養護老人ホームは入居一時金がゼロで、月額費用も7〜15万円程度。貯金や収入が少ない場合は軽減措置が受けられる場合があります。

●民間の有料老人ホーム

　入居一時金と月額利用料がかかります。入居一時金は、0円〜3000万円程度(高い場合は1億円程度)と、ホームによってかなり異なります。月額費用は12〜40万円程度が目安です。

　入居一時金が高いと月額利用料が安くなり、反対に、入居一時金が安いと月額利用料が高くなるという関係があります。このほかに、介護や理美容などにかかる実費もあるので、余裕をもった資金計画が大切です。

　仮に、入居一時金が1500万円で月額費用が20万円だとすると、10年間の費用は3900万円になります。おそらく、現役時代に会社員や公務員だった人の場合は、退職金や預貯金を入居一時金にあて、厚生年金などで月額利用料をまかなうという感じになるでしょう。

　自営業だった人で、基礎年金(月額7万円弱)しか受給していない場合は、マイホームの売却代金や預貯金を入居一時金にあて、入居後は年金のほかに不動産の賃貸収入など、何らかの定期収入があったほうが安心です。

老人ホームについて考える 備え21

● **老人ホーム選びで検討すべきこと**
- [ ] 自分の健康状態や要介護状態で入居可能か
- [ ] 立地条件を確認する。駅から遠い場合は、バスなどを利用して子どもが気軽に訪問できるか
- [ ] 途中で退去したり、運営会社が倒産した場合に、どれだけ入居一時金が返金されるのか
- [ ] 介護や認知症への対応、看取りなど、施設がどこまで対応してくれるのか
- [ ] 医療体制や介護の充実度。万一のとき、医師や看護師にすぐに対応してもらえるか
- [ ] 施設やスタッフ、他の入居者の雰囲気がなじみやすいか
- [ ] 食事の内容。糖尿病などの持病に対応してもらえるか
- [ ] 施設のレイアウトや部屋の間取り。夫婦で入居する場合の個室の有無
- [ ] なるべく静かにプライバシーを大事にした生活をしたい、他の入居者とコミュニケーションをとり、イベントにも積極的に参加してにぎやかに暮らしたいなど、本人の希望に合った過ごし方ができるかどうか

■サービス付き高齢者向け住宅（サ高住）とは■

　いわゆるサ高住は高齢者向けの賃貸住宅で、通常の老人ホームとは異なります。家事をすべて自力でするのは難しいけれど、常時介護が必要というほどではない高齢者が、バリアフリーのマンションで生活しつつ、外部の事業者から安否確認や生活相談のサービスを受けるという感じになります。

● **サ高住にはさまざまなタイプがある**

　他の居住者や地域との交流が盛んな「街型」や、いくつかのサ高住が地域に分散している「分散型」、大規模な集合住宅に多くの居住者がいて、地域住民にも介護サービスが提供される「拠点型」など、さまざまなタイプがあります。

　特に「街型」は、ひとつの町で老若男女が暮らして、イベントやレクリエーションを楽しむことができるので、まだ元気なうちに移住してコミュニティに積極的に参加したい人に向いています。親が毎日をどのようにすごしたいのかを聞いて、気になる施設があれば、今のうちに見学してみましょう。

● **かかる費用は？**

　サ高住の入居にかかる費用は一般の賃貸住宅と同様で、入居時に敷金・礼金・前払い賃料などが必要になります。月額利用料には、賃料や管理費のほかに食費や水道光熱費などが含まれる場合もあります。

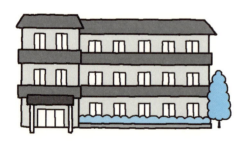

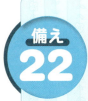

住み替え資金・リフォーム資金をつくる方法

備え 22

老人ホームへの入居や自宅のリフォームを検討しているけれど、資金が足りないという場合は、マイホームを最大限に利用してお金をつくれないか考えてみましょう。

■マイホームをフル活用してお金をつくる■

　これから先、親は老人ホームに入居するかもしれないし、自宅をリフォームしたり、あるいは新しい家を買って住み替えるかもしれません。介護費用の問題もあるし、安心して老後を迎えるためにはある程度のお金が必要になります。

　預貯金だけではどうしても老後資金が足りそうにない。けれど、子どもがお金を出すのは最後の手段にしたい。そんなときは、親の所有するマイホームを使ってお金を生み出せないかを考えてみましょう。

　おもな方法は、次の3つです。

①マイホームを売る

特徴	メリット	デメリット
不動産会社などを通じて第三者に売却する。地方にある物件など第三者に売りづらい場合は、近所の人に買い取りを交渉することも考える。	一度にまとまったお金が入るので、老人ホームの入居一時金に使える。売却後は固定資産税や維持管理費が不要になる。	不動産以外にめぼしい財産がない場合は、今後大きな出費に対応できないおそれがある。また、将来子どもが自宅を相続できない。

②マイホームを貸す

特徴	メリット	デメリット
不動産会社などを通じて第三者に賃貸する。公的なマイホーム借り上げ制度（右ページ参照）もある。	賃料を長期間得られるので、老人ホームの月額利用料や生活費にあてられる。所有権を失わないので、将来子どもに相続させられる。	借り手がいないと収入が得られない。賃貸の前後にリフォームが必要。建物の維持管理費や固定資産税がかかるなど、負担が大きい。

③マイホームを担保に、金融機関から借りる
（いわゆるリバースモーゲージ・不動産担保ローン）

特徴	メリット	デメリット
・自宅を担保にして金融機関からお金を借り、毎月一定額を受け取る。自宅を死後に売却して一括返済するか、死亡保険金や遺産で返済する。 ・公的制度の「不動産担保型生活資金」と、民間金融機関のものがある。	・生きている間に返済する義務がない。将来、売却するか返済するか選べるので、子どもに自宅を相続させることも可能。 ・民間金融機関の場合は、一戸建てだけでなくマンションも対象にするところがある。	・公的制度は低所得者向けで、連帯保証人が必要なうえ、原則一戸建てが対象。貸付限度額は土地評価額の7割と要件が厳しい。 ・契約者の死亡時に清算されるので、夫婦同居だと一方の住まいの確保が問題になる場合もある。

住み替え資金・リフォーム資金をつくる方法 備え22

● リバースモーゲージのしくみ

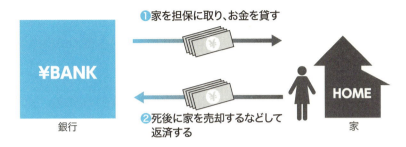

移住・住みかえ支援機構（JTI）のマイホーム借り上げ制度

　JTIが50歳以上の人のマイホームを最長で終身にわたって借上げ、第三者に転貸する制度です。借り手が途中で退居した場合でも、賃料収入を保証してくれます。3年ごとに契約が終了する定期借家契約なので、老人ホームに入居したものの、途中で自宅に戻りたくなったという場合にも対応できます。

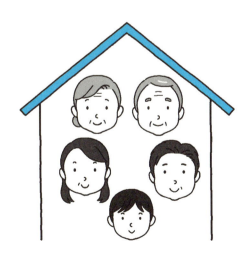

第3章　暮らしのあれこれ

親の今後の生活資金は大丈夫？

　これから親が高齢化する中で、親の今後の生活資金が足りるのかどうかは、子どもにとっても重大な問題です。

●生活資金が不足すると、子どもが援助しなければならないかも
　もし、親のお金だけで暮らしていけなくなれば、仕送りなどの形で子どもが援助しなければならないかもしれません。今のうちに、親の財産や収入について大体の金額を把握するとともに、一般的に老後費用がどれぐらいかかるのか確認しましょう。

●老後の生活費はどれぐらいかかる？
　親だけで生活する場合、平均してどれぐらいの生活費がかかるのでしょうか。総務省の2015年家計調査では、世帯主が70歳～74歳の2人以上の無職世帯の1か月の収支は次の通りです。

・実収入 ……………… 20万9215円
・消費支出※ ………… 24万8122円

※ 食費や住居費、水道光熱費、交通費、娯楽費などをあわせたもの。

　これをみると、毎月3～4万円の赤字を貯蓄で埋めているという感じでしょうか。ただ、この調査では持家率が92.4％と高く、住居費は1～2万円程度に抑えられているので、借家住まいの場合は、住居費がもっと高額になるはずです。なお、単身で生活する60歳以上（平均74歳）の単身世帯の持家比率は79.3％で、消費支出は14万8890円です。

●年金だけで暮らしていける？
　定年退職後、定期的な収入は公的年金だけの人が大半ですが、それだけで老後の支出をまかなえるのでしょうか。厚生労働省によると、公的年金の平均的な受給予測額（平成28年）は次の通りです。いずれも、上

住み替え資金・リフォーム資金をつくる方法

記の消費支出を下回る金額なので、年金だけで暮らすのは難しそうです。

・元会社員で、老齢基礎年金を含む夫婦の標準的な年金額
　………… **厚生年金　22万1504円**
・元自営業者
　………… **老齢基礎年金　1人あたり6万5008円、夫婦だと13万16円**

● 親の収入や財産を把握するには

　親がどれぐらい年金をもらっているのかや貯蓄の額については、なかなか聞きづらいものですが、知らないと困るのも事実です。

　たとえば、老人ホームの広告を見ながら、「入居一時金が1千万円、毎月の利用料が15万円かかるんだって。お母さんは入れそう？」などと、話を振ってみてはいかがでしょう。老後の生活費のデータを示して、「これだけかかるみたいだけど、年金だけでまかなえそう？」と聞いてみてもいいでしょう。親から聞き出せたら、この表に記入して、今後の参考にしましょう。

公的年金（月額）	①	円
	②	円
生命保険の個人年金など（月額）	①	円
	②	円
およその財産額	預貯金	円
	その他	円

第3章　暮らしのあれこれ

▶▶▶ 「暮らしのあれこれ」について話し合ったこと

第4章

葬儀やお墓

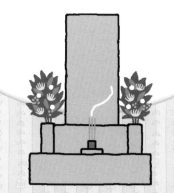

親にストレートに聞いてみたら……

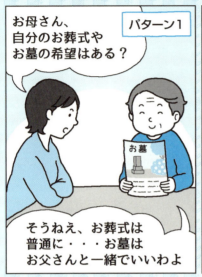

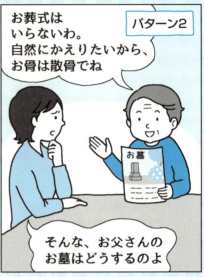

親の真意を確かめよう

　ここ数年で、葬儀やお墓についての考え方が急速に変化しています。従来はマンガの[パターン1]のように、普通のお葬式をして、先祖代々のお墓に夫婦で入るというのが一般的でした。しかし今は、[パターン2]のように、葬儀やお墓について自分なりの考えを持ち、従来のやり方に縛られない人が増えています。

　もし親に、葬儀やお墓について何か希望があるのなら、今のうちに聞いておきましょう。

✓ 親の状況 チェックリスト

- [ ] 将来の葬儀やお墓について、子どもと話し合ったことがある
- [ ] どんな葬儀にしてほしいかを子どもたちに伝えてある
- [ ] すでに遺影を選んである
- [ ] 葬儀業者や会場を決めている
- [ ] 葬儀に来てほしい人のリストを作成している
- [ ] 自分が入れるお墓を用意している
- [ ] 将来、遺骨の取り扱いの希望を子どもに伝えてある

　もし１つもチェックが付かなければ将来、子どもが頭を抱える事態になりそうです。「縁起が悪いから」などの理由で親が葬儀やお墓について話すのを避けている様子なら、元気なうちに決めたほうが安心して過ごせることを伝えましょう。

✓ 自分の状況 チェックリスト

- [ ] 親が将来、どんな葬儀をしてほしいかを知っている
- [ ] 親が葬儀に来てほしい人・来てほしくない人を知っている
- [ ] 親が入れるお墓があるかどうか知っている
- [ ] 親が亡くなったら、誰が喪主になるのかを把握している
- [ ] 将来、親の葬儀をどの葬儀社に頼むべきか、あたりをつけている

　これまで、親戚の葬儀やお墓については親任せだった人も、将来は自分が任される立場になることを自覚してください。今ならまだ親にいろいろ相談できるので、この機会にぜひ話し合いを。

　もし、親が「お葬式はしてほしくない」という場合でも、子どもとしては親戚の手前もあるし、そう簡単にいきません。今のうちに、親の真意を確かめ、実行可能かどうかを考える必要があります。

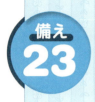

備え23 最近の葬儀事情を知ろう

昔と違い、今は「葬儀をしない」という選択肢も考えられます。葬儀をするとしても身内だけですませるのか、近所の人や知人まで呼ぶのかで葬儀のスタイルが変わってきます。

葬儀のスタイルが多様化している

昔は、お葬式といえば家族や親戚、友人知人など数十名以上が参列するのが当たり前でした。今は、そのような葬儀は「一般葬」と呼ばれ、家族や親戚だけの小規模な葬儀である「家族葬」が主流になりつつあります。さらに、お通夜をしない「一日葬」や、お通夜も告別式もせず火葬のみという「直葬」など、葬儀の簡略化が進んでいます。

簡略化した葬儀にはデメリットもある

このような葬儀は、低価格であまり手間がかからないというメリットがあります。親が高齢のため関係者が少なく、親が希望する場合は積極的に検討してもいいかもしれません。

ただし、葬儀を簡略化しすぎると遺族の気持ちの整理がつかない／後日、参列しなかった人への対応に手間取る／宗教上の様式をふまえなかったために、納骨を菩提寺に断られる場合があるなど、デメリットも多いものです。

親の葬儀は、親のきょうだいや親戚の意向もある程度尊重しなければ将来、トラブルの元になります。もし通常とは違うスタイルにする場合は、事前に十分話し合いましょう。

参考までに、日本消費者協会の最近の調査[※]では、葬儀の形式は一般葬が56.6％、家族葬が35.4％でした。

※ 一般財団法人日本消費者協会「第11回葬儀についてのアンケート」報告（2017年）

最近の葬儀事情を知ろう

🔽 葬儀のスタイル

種類	メリット	デメリット
●一般葬 ・親戚や友人知人を招いた一般的な葬儀 ・費用の目安 （100～200万円程度）	一度に関係者全員で故人とのお別れができる。ほとんどの葬儀社で対応している。	広い会場が必要で、葬儀費用が高額になりやすい。セットプランの場合、何が含まれているのかわかりづらい。
●家族葬 ・身内だけの小規模な葬儀（5人～20人程度） ・費用の目安 （30～80万円程度）	故人をよく知る身内だけで心おきなく最後のお別れができる。葬儀費用を抑えられる。	葬儀に参列しない人が後日、焼香のために自宅を訪問し遺族が対応に追われることも。場合によっては後日、送る会の開催が必要になる。
●一日葬 ・お通夜をせず、告別式と火葬を1日ですませる ・費用の目安 （人数により30～100万円程度）	短時間で葬儀をすませるため遺族の心身の負担が少ない。葬儀費用や遠方からの出席者の宿泊費用が抑えられる。	お通夜をしないために参列できない人が増える。家族葬と同様のデメリットがある。
●直葬（火葬式） ・お通夜や告別式を行わず、火葬のみ行う ・費用の目安 （10～20万円程度）	葬儀が短時間ですみ、費用を安く抑えられる。	宗教的儀式を行わない場合、菩提寺に納骨を引き受けてもらえないことがある。

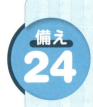

宗教と参列者について確認しよう

葬儀を行う際の宗教と参列者について、親に聞いておきましょう。将来、葬儀について何の準備もしていなくても、この情報さえあればとどこおりなく葬儀を行うことが可能です。

親の宗教は具体的に確認する

葬儀の際の宗教について親に確認するときは、宗旨や宗派、どこの寺院かまで聞くことがポイントです。同じ宗教でも、宗派などによって作法が異なるし、いきなり本山に連絡するより、普段お世話になっている寺院に連絡したほうがスムーズだからです。寺院墓地にお墓がある場合、菩提寺と異なる宗旨や宗派で葬儀を行うと、納骨を拒否されたり、葬儀をやり直さなければならない可能性があります。

葬儀の際に、菩提寺がない場合や遠すぎて僧侶に来てもらえないなどの事情がある場合は、葬儀社に相談するといいでしょう。

友人・知人レベルの参列者は連絡先を聞く

葬儀にどれぐらい人を呼ぶかで、葬儀の規模や費用が変わってくるので、親に大体どれぐらいの関係の人まで葬儀に来てほしいかを確認しましょう。また、葬儀の連絡で手間取ることのないように、友人・知人など家族がよく知らない相手については、連絡先まで教えてもらうと安心です。

親が亡くなったら、パソコンや携帯電話のアドレス帳を見ればいいと考えている場合でも、そこに登録されている全員が親しい関係とは限りません。結局、年賀状や手紙を探したり親戚に聞くなどの手間がかかります。せめて、親に親しい相手の名前ぐらいは聞いておきましょう。

宗教と参列者について確認しよう　備え24

● 今のうちにこれだけは確認しよう
・葬儀の際の宗教・宗派・菩提寺の連絡先
・葬儀に参列してほしい人の範囲

一般的な葬儀の流れ

　将来親が亡くなったら、次のような流れで葬儀が行われることになります。火葬場の状況などにより、葬儀まで1週間程度かかる場合もあります。自分が葬儀でどのような役割をするのか、誰に相談すればいいのかなど、イメージしておきましょう。

```
1日目
臨終→葬儀社へ連絡→遺体の搬送・安置→葬儀の打合せ・段取り
```
↓
```
2日目
納棺→通夜（読経・焼香・通夜振る舞い）
```
↓
```
3日目
葬儀・告別式→出棺→火葬、骨上げ→還骨法要・初七日法要※→
精進落とし（会食）
```

※ 遺族の負担を減らすため、最近は火葬場から戻ったときに還骨法要（遺骨を安置しての供養）・初七日法要を一度にすませることが多いようです。

第4章　葬儀やお墓

▍葬儀の細かい希望を
　エンディングノートに書いてもらおう▍

　最近、個性的な結婚式をする人が増えているように、個性的な葬儀をする人も増えています。無宗教で音楽が趣味だった人のために、僧侶の読経の代わりに故人が好きだった音楽をBGMに流し、合唱サークルの友達に合唱してもらったり。そこまでしない場合でも、会場で故人の人生をまとめた映像を流したり、趣味の手作り品を展示するなど、その人となりを感じさせる演出をするケースが目立ってきました。

　もしあなたの親が、このように葬儀について特別なこだわりや希望がある場合は、生前のうちに伝えてもらわなければ実現できません。

●親の意向を確認する際のポイント
・具体的に伝えてもらう（音楽なら曲名や歌手名など）
・重要なものに絞ってもらう（短時間で葬儀の準備をするため、こだわりが多いほど実現が難しくなる）
・エンディングノートに書く、葬儀業者と打ち合わせして記録に残すなど、客観的にわかるようにしてもらう

●葬儀について親がこだわっていることは？
☐ 葬儀を実施するかどうか　☐ 実施する場合の形式（家族葬など）
☐ 参列者　☐ 宗教　☐ 予算、費用の準備
☐ 葬儀会場　☐ 喪主　☐ 戒名
☐ 香典　☐ 祭壇・飾り付け　☐ 遺影
☐ 音楽　☐ 生花　☐ 死に装束
☐ お棺の中に入れてほしいもの

宗教と参列者について確認しよう　備え24

■「葬儀はいらない」という親への対処法■

親が宗教的なことに関心がなかったり、子どもに負担をかけたくないなどの理由から、葬儀を希望しない場合があります。それが本心なら、なるべく希望をかなえてあげたいものですが、その前に次のことを考えてみてください。

1つめは、葬儀は大切な人を亡くした人のお別れの場でもあるということです。僧侶などの宗教者のもとで、故人に思いを寄せる場を設けることで、残された人の悲嘆（グリーフ）がやわらぐという効果があります。もし何の儀式もなく親がいなくなってしまったら、子どもや親族は気持ちの整理がつかないかもしれません。

2つめは、葬儀を行うのは本人ではなく残された人たちだということです。もし葬儀を行わなければ、その土地の風習や親戚づきあいの関係で、家族が困った立場に置かれるかもしれません。

これらのことを親に伝えて、それでも葬儀が不要というのなら、その代わりにどうすればいいのか具体的な指示をあおぎましょう。

■親が「献体」を希望する場合は■

親が、「死後は医学の進歩のために遺体を提供（献体）したい」と言い出した場合は、どうすればいいのでしょうか。その理由に共感を覚えて同意するのなら、親が生きているうちに大学などに登録し、死亡したらすぐに連絡をして遺体を搬送してもらうことになります。

「献体をすると葬儀ができないのではないか」と心配する人もいるでしょうが、あまり時間をかけなければ通夜や告別式は可能です。献体後は、解剖したのち火葬され、遺骨は遺族に返されますが、1年以上かかることが多いようです。

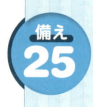

備え25 葬儀業者を選ぶポイントは?

親が亡くなったあとに、あわてて葬儀業者を探すとなると、内容や料金の比較もできず、納得のいかない葬儀になりがちです。今のうちに一緒に見学するなどして、ある程度目処をつけましょう。

▌葬儀業者を探す方法はさまざま▐

①知人からの紹介

一番信頼できるのは、実際に葬儀を行った人からの紹介です。親戚や知人で、「いいお葬式だった」という人がいれば、担当者を紹介してもらうといいでしょう。ただし、義理を感じて、他社と比較検討しづらくなる可能性があります。

②直接、業者を訪ねる

地元で営業している会社を訪問し、パンフレットをもらったり説明を受けたりすると、スタッフの人柄や知識の程度がわかり、具体的に検討しやすくなります。もし、何の情報もないまま訪問すると、強引な営業を受ける可能性があるので、事前に会社のホームページを見ておくといいでしょう。

③インターネットで探す

葬儀業者専門の検索サイトでは、地域・宗教・参列者の人数などさまざまな条件で検索できます。パンフレットを取り寄せたり、ホームページで確認して検討しましょう。ただ、このような検索サイトの中には、葬儀を下請け業者に丸投げし、サイトで表示していた金額と実際の金額が大幅に違うというトラブルもみられるので注意が必要です。

葬儀業者を選ぶポイント

①セット料金の内容を明確にしてもらう

　パンフレットやホームページに掲載されているプランは、たいていセット料金になっていますが、その内訳は業者によって異なります。基本プラン自体の料金は低額でも、どうしても必要なものをオプションとして追加するうちに、結果として高額になることがよくあります。

　もちろん、実際の葬儀費用は会場や参列者の人数によって変わるため、葬儀プランの金額通りにはなりませんが、あとで高額な請求に驚くことのないように、内容を明確にしてもらいましょう。

②親身に相談にのってくれるか確認する

　業者の中には、こちらの希望を聞くのではなく、一方的にプランの内容を押し付けてくる場合があるかもしれません。参列者が少人数だったり、特色のある葬儀を希望する場合に、いい顔をしない業者もあるでしょう。

　反対に、こちらの希望を実現するための方法を一緒に考えてくれたり、これまでに手がけた事例を見せてくれるなど、親身に相談に乗ってくれる業者もあるはずです。もし、葬儀の知識に精通した「葬祭ディレクター」がいる会社なら、より希望に沿った形でプランを作成してくれるはず。時間に余裕がある今だからこそ、いくつかの業者にあたり、その対応をじっくり見定めましょう。

③複数の業者で見積もりをとる

　将来葬儀を行うとしたら、どの会場で何人ぐらい参列者を呼んで…と具体的にイメージしたうえで、複数の業者に見積もりを頼みましょう。もし、見積もりのあとで「今すぐ契約したら割引になりますよ」などと強引な勧誘をする業者は、断ったほうが賢明です。

生前契約のトラブルに注意

あらかじめ葬儀会社に相談をするだけでなく、具体的なプランを作成してもらい、葬儀の予約をしたり契約書を交わしたりする、いわゆる「生前予約」や「生前契約」をする人が増えています。その際に、いくらかのお金を払うこともあるでしょう。

しかし、これから実際に葬儀が必要になるまで何年もかかることを考えると、その間に事情が変わり、解約する場合があるかもしれません。その際に返金してもらえるのか、もし業者が倒産していたらどうなるのかなど気がかりなことがいろいろあります。

葬儀のトラブルは年々増えている

葬儀の生前契約については、料金体系が複雑なうえに高額で、契約期間が長期にわたることもあり、契約には十分な注意が必要です。親がひとりで業者に説明を聞きに行って、よく内容を理解しないままにその場で契約するということにならないようにしましょう。

実際に、全国の消費生活センターに寄せられる葬儀関連の相談の多くは、価格やサービス内容について十分な説明がなかったり、解約時の返金がされないなどのお金に関するトラブルです。特に、まとまった金額を長期間預ける場合は、事前に業者の信頼性や事業の継続性を十分に確かめるとともに、そもそもお金を預ける必要があるのかを慎重に検討すべきでしょう。

葬儀業者を選ぶポイントは？ 備え 25

- ◉(参考)ある葬儀業者のホームページより
- ・家族葬のセットプランの基本料金（45万円）に含まれているもの
  棺・遺影写真・式場設営（供花・供物を除く）・遺体保全・
  火葬許可証申請手続き・礼状文章作成など。

- ・別料金のオプションになるもの
  火葬場・車両・返礼品・料理・式場など

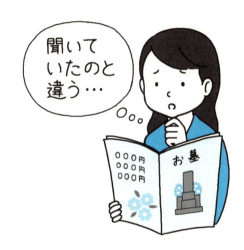

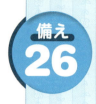

備え26 葬儀費用について知ろう

親の葬儀代は親の財産から出すのが一般的ですが、なければ家族が払うことになります。金額の目安や準備するための方法を確認しましょう。

葬儀費用の平均は？

葬儀を行う地域や参列者の人数などによって葬儀費用は大きく異なります。日本消費者協会の調査では、葬儀費用の全国平均額は約195.7万円で、そのうち葬儀業者への支払いは約121.4万円でした。

ただ、経済産業省の調査によると、葬儀1件あたりの平均費用は減少傾向にあります。ここ数年、参列者が少ない家族葬が増えていることが関係しているのかもしれません。

▼ 葬儀費用の全国平均額

葬儀一式費用	121.4万円
通夜からの飲食接待費	30.6万円
寺院への費用（お経、戒名、お布施など）	47.3万円
葬儀費用の合計※	195.7万円

▼ 参考：葬儀を経験して困ったこと（複数回答）

心付けやお布施の額	35.5%
通夜・告別式の接待の仕方や手配	22.6%
葬儀の手順がわからなかった	21.8%
予想以上に会葬者があった	16.9%

※ 葬儀費用の合計は、各項目ごとの平均値のため、各項目の合計額とは一致しません。

出典：いずれも、日本消費者協会「第11回葬儀についてのアンケート調査報告書」2017年

葬儀費用を安くおさえるには

前に紹介した「直葬」や「一日葬」など、葬儀の手間をはぶくほど葬儀費用も安くおさえられることになります。また、イオンなど追加料金不要・低価格のサービスを提供する異業種からの参入業者も増えています。一般的な葬儀の場合は、葬儀費用をおさえるために、次の方法が考えられます。

> ●葬儀費用をおさえる方法
> ・参列者数を少なくする
> ・葬儀専用の式場ではなく、自宅や町内会の寄合所などを利用する
> ・祭壇や棺などのグレードを低くする
> ・遺影や骨壺などをあらかじめ準備しておく

分割払いやクレジットカード払いも可能

葬儀費用は、葬儀後1週間程度の期限内に現金で支払うのが原則です。まとまった金額を現金で支払うのは大きな負担だという人もいるでしょう。業者によっては、分割払いやクレジットカード払いを受け付けています。ただ総額が大きくなると利息も高額になるので、なるべく分割払いの回数を少なくしたほうがいいでしょう。

相続人全員の同意がないと預貯金を引き出せないことに注意

亡くなった親の預貯金で葬儀費用を支払おうと思って銀行に行ったら、「相続人全員の同意が必要です」と言われて困ったという話をよく聞きます。銀行側としては、相続人が各自の持分を勝手に引き出すとトラブルになる可能性があるため、通常、相続人全員の同意がなければ葬儀費用の引き出しを認めません。この場合に、相続人のひとりが

海外在住ですぐには帰ってこられないとか、高齢の配偶者が認知症で書類にサインできないなどの事情があれば困ってしまいます。

「親が危篤状態になったら、急いでATMで葬儀費用を引き出したほうがいい」とアドバイスする人もいますが、葬儀費用が確定していない状況で多額の現金を引き出すと、後日、他の相続人から使い込みを疑われてトラブルになりやすいのでおすすめしません。

迅速に葬儀費用を引き出すためには事前の準備が必要

このような場合に備えるための方法が、いくつかあります。いずれもすみやかにお金を引き出せるので、「利用すればいざというときに助かるから」と、親にすすめてみてはいかがでしょうか。

①遺言書をつくる

親が、預貯金を誰に相続させるのかを遺言書のなかで指定します。次章で説明しますが、家裁の検認手続きをしなくてすむよう、公正証書遺言にしたほうがいいでしょう。

②信託銀行の「遺言代用信託」を利用する

親がお金を信託銀行に預けて、亡くなったら、あらかじめ指定した相続人にお金を給付してもらうようにします。

③少額短期保険に加入する

少額短期保険は、2006年4月の保険業法改正に伴いつくられた比較的新しい保険です。保険金は300万円程度まで、70代で病歴があっても申込可能、月々の保険料も数千円程度におさえられています。請求から迅速に支払われるので、葬儀費用の準備に向いています。

預貯金や共済も検討する

　もしかすると親は、互助会(冠婚葬祭の積み立て)や保険・共済などで葬儀費用を準備しているかもしれません。そのことを家族が知らなければ、いざというときに請求できないので、今のうちに「葬儀費用って、何で準備している？」と聞いてみてはいかがでしょうか。

　共済については、JAなどさまざまな団体が行っています。多数の人が一定額の掛金を出し合い、メンバーのひとりに不測の事態が生じたらお金を支給するというシステムです。多くの場合、葬儀費用が全額まかなえるほど高額ではありませんが、それなりの足しにはなるし、共済によっては葬儀の基本料金や位牌・仏壇の購入で割引が受けられたりします。

お布施の額はいくらぐらいが相場？

　お布施とは、葬儀の際の謝礼として僧侶に支払う金銭のことです。決まった金額はなく、お寺との関係や、読経だけ依頼するのか戒名を含むのか、含む場合はそのランクによっても異なります。

　葬儀業者にお寺を紹介してもらう場合は、大体の金額を示してもらえますが、直接お寺に頼む場合は「お気持ちで」と言われることが多いようです。目安として、過去に同様のケースでいくらぐらいだったか教えてもらうように頼んでみましょう。一般的に、お通夜や葬儀、告別式に菩提寺の僧侶をひとり頼んだ場合で、お車代などを含めて20～50万円程度をみておくといいようです。

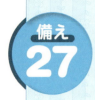

備え27 お墓の準備について考える

お墓については、「子どもに迷惑をかけたくない」とか、「今のうちにきちんとしたい」と考えている親が多いものです。現状を確認し、どうすればいいのかを一緒に考えましょう。

■承継者がいらない永代供養墓が人気に■

お彼岸になると、家族そろって先祖代々が眠るお墓にお参りする人も多いでしょう。これは、いわゆる「家墓」という昔ながらのお墓です。最近は少子高齢化の影響で、夫婦や個人単位で入れるお墓や、跡継ぎがいなくても大丈夫な「永代供養墓」が増えています。

■散骨や手元供養も選択肢のひとつ■

お墓ではないものの、埋葬や供養の一方法として「散骨」や「手元供養」を選ぶ人も増えています。「散骨」は、粉状にした遺骨を海や山にまくものです。違法ではないものの、住宅地や水源では行わないなどのルールがあります。自分で行うのではなく、海洋葬など専門業者が行うサービスを利用したほうが安心です。

「手元供養」は、粉状の遺骨を置物やアクセサリーに入れて安置したり、身に着けたりするものです。散骨で残った遺骨を手元供養にするケースが多いようです。親がこれらの方法を希望する場合は、どのようにして欲しいのか、実現可能かなどを話し合いましょう。

●お墓について確認すること
- [ ] 先祖が眠るお墓（家墓）に、親が入れるのかどうか
- [ ] すでにお墓がある場合は、名称と所在地、契約者の名前
- [ ] 遺骨の取り扱いの希望（全部納骨するのか、一部を散骨するのかなど）

お墓の準備について考える　備え27

🔽 埋葬方法は多様化している

種類	内容	備考
永代供養墓	お寺が永代にわたって供養・管理をするお墓。他の人と合葬されたり納骨堂に安置されることが多い。宗旨宗派を問わず、費用が安い。	お墓の承継者は不要。合葬の場合は第三者の遺骨と混ざるため、後で個別に取り出したり改葬したりできない。
両家墓・夫婦墓	名前の違う両家の墓を1つにまとめたり、夫婦だけの墓を建てる。	夫婦墓は、最終的に第三者の遺骨と合祀されるケースがある。
散骨	遺骨を粉状にして海洋や山林にまいてとむらう方法。	クルーズ船で散骨する海洋散骨は10万円程度から。島全体を散骨場所にした島根県カズラ島など変わったものも。
樹木葬	遺骨を地中に埋葬して、墓石の代わりに花や木を植える方法。	通常は永代供養になる。墓石が不要なので、費用が安くすむ。
手元供養	遺骨を粉状にして、専用の置物やペンダントに入れて自宅に安置したり身に着ける方法。	収納できるのは少量の遺骨だけなので、残りの処理を考える必要がある。費用は数万円程度から。

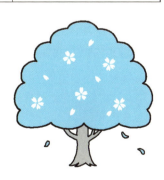

第4章　葬儀やお墓

お墓を建てる

もし現時点で、親が入れるお墓がなければ、これから新たにお墓を建てることになるかもしれません。その手順や費用を簡単にまとめました。

▎親が生きているうちにお墓を建てる▎

新しくお墓を建てるのは、死後の法要のときにすることが多いようですが、最近は自分の思い通りのお墓をつくりたいとか、将来の家族の負担を減らしたい、節税のため（お墓は祭祀財産なので相続税の対象にならない）などの理由で、生前にお墓を準備する人が目立ちます。

▎お墓を建てる費用▎

お墓の新設費用は、一般的に200万円程度といわれますが、地域や墓石の種類などによって大きく異なります。費用の内訳は①墓石代、②墓地代（永代使用料）、③年間管理料の3つに分けられます。

▎お墓を建てる手順▎

まずお墓をどこに建てるか（墓地や霊園の具体的な区画）を決め、墓地の使用契約を結んでから墓石をつくることになります。公営墓地では、実際に遺骨がない状態では契約できないことがあるようです。

墓地によっては、提携する墓石業者でしか墓石をつくれないという制約があるので注意してください。使用契約を結んでから何年以内に墓石を建てないといけないという制約がある場合もあります。

墓石業者への依頼の際には、墓石のデザインや大きさ、墓碑銘などを相談し、完成まで半年程度かかると考えるといいでしょう。

墓地（霊園）の種類

種類	管理・運営主体	特徴
民営墓地	公益法人	墓地の種類が多く選びやすい。宗教は自由で、石材店が指定されていることが多い。
公営墓地	地方自治体	宗教は自由で、費用が比較的安いが、居住要件などの制限がある。石材店を自由に選べる。
寺院墓地	宗教法人	檀家になることが条件の場合がある。墓地の近くにある寺院で法要ができて便利。

● **お墓を建てる際に確認すべきこと**
- [ ] 子どもや孫など、お墓の世話をしてくれる人がいるか
- [ ] 子どもや孫がお墓参りに来やすいか
- [ ] 墓石業者が指定されているか
- [ ] 費用は親が全額支払える金額か
- [ ] 墓石費用の支払い時期は、工事前か工事後か
- [ ] 墓石のデザインを決める前に、その墓地に墓石の大きさや形の制限がないか確認したか
- [ ] 墓石の材質、デザイン、墓碑銘など、お墓のイメージを墓石業者に十分伝えたか
- [ ] 将来、そのお墓に家族が入れるようにするのか、一代限りか

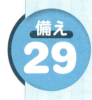

お墓の改葬や墓じまいをする

お墓が遠いところにあると、お墓参りをするのも一苦労です。将来、お墓を守るのが難しいと思うなら、今のうちにお墓の引越しや墓じまいを親に提案してはいかがでしょう。

お墓の「改葬」とは

「改葬」は、遠方にあるお墓を撤去して、自分の住まいの近くのお墓に遺骨を移すことです。少子高齢化で地方のお墓を守れる人が少なくなってきたことから、改葬を考える人が増えています。

改葬の手続きは次の通りです。

① 移転先の墓地（霊園）を決め、改葬について承諾してもらう
② 移転元の墓地の管理者に埋葬証明書を発行してもらう
③ 移転元の市区町村に改葬許可証を発行してもらい、移転先の墓地管理者に提出する
④ 墓石を撤去して移転先のお墓に遺骨を移し、法要を行う

移転先では、サイズなどの関係で元の墓石をそのまま移転できず、墓石を新しく購入しなければならない場合が多いようです。

寺院墓地で「離檀料」を請求されたら

寺院が運営している墓地では、お墓の改葬は檀家をやめることにつながります。普段からお寺とあまりコミュニケーションしていない場合に、突然改葬すると告げるとトラブルになることがあるので注意してください。「離檀料」名目で数百万円を請求されたケースもあるようですが、法的な根拠はありません。もし、管理費など必要な支払いを怠っていた場合はそれを支払うとともに、これまでのお礼も込めて数万円程度のお布施を支払うのが常識的ではないでしょうか。

お墓の改葬や墓じまいをする　備え29

改葬を考えている場合は、早めに菩提寺を訪れてこれまでお世話になったお礼をのべ、今後の手順について相談するようにしましょう。

「墓じまい」をしたあとはどうする？

改葬は、元のお墓を撤去して新しいお墓に引っ越すことですが、「墓じまい」はお墓を撤去したあとそのままにして、新たなお墓は建てません。少子高齢化が進み、お墓の承継が難しくなったため、最近は墓じまいを選択する人も増えているようです。

この場合、お墓から出した遺骨をどのように保管するかが問題になります。特に、先祖代々の家墓を墓じまいする場合は、たくさんの骨壺があるため、自宅に置いておくのは難しいでしょう。

方法としては、永代供養墓を契約して合祀墓や納骨堂にお骨を安置したり、粉状にして散骨することが考えられます。永代供養墓の場合は、改葬と同様に、市区町村に改葬許可申請を行う必要があります。

僧侶派遣サービス

墓じまいをして檀家をやめたり、そもそも都会暮らしで菩提寺がない場合は、法事に来ていただく僧侶をどうするのかという問題があります。地元のお寺に頼むのはためらいがあるという場合は、アマゾンの「お坊さん便」など、電話やメールで僧侶を派遣してくれるサービスの利用も考えられます。通常は、お布施が定額制のため安心感がありますが、どのような僧侶が派遣されるかわからないので、依頼する前に実績などを確認するようにしましょう。

▶▶▶ 「葬儀やお墓」について話し合ったこと

第5章

税金・
遺産相続

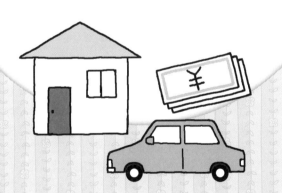

相続争いなんて起きるわけがなかったのに

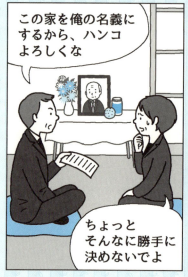
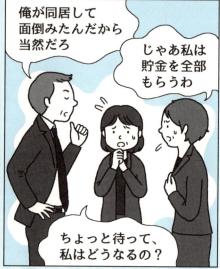

今のうちに相続トラブルの芽をつんでおこう

「もしこのまま私が死んだら、絶対に相続トラブルになるから、何とかしなきゃ！」
　そんな風に思っている親は、ほとんどいないはずです。たいていの場合、「うちは家族仲は悪くないし、相続税がかかるほどお金持ちでもないから、相続対策なんてしなくていいよね」と思っているのではないでしょうか。
　でも、実際に親が亡くなると、相当の確率で相続トラブルが勃発するものです。

✓ 将来の遺産相続についての状況

- [ ] 今、親が亡くなったら、相続税がかかるかどうかわからない
- [ ] 親の死後、財産を相続する人が2人以上いる
- [ ] 家族仲があまりよくない
- [ ] 家族の中に、外国など遠いところに住んでいる人がいる
- [ ] 子どもが親の財産をあてにしている
- [ ] 子どもたちの間に経済格差がある
- [ ] 両親のどちらかが認知症だ
- [ ] 行方不明の相続人や、片親の違う子どもがいる

たくさんチェックが付くほど相続トラブルの可能性が高まります。親に危機感がなければ、いかに自覚してもらうかがポイントです。

✓ 子どもはどう考えている？

- [ ] あらかじめ親に相続対策をしてほしい
- [ ] 親が亡くなったら、相続人同士で遺産わけの話をするのは気が重い
- [ ] 相続手続きが大変そう
- [ ] 兄弟の間で、財産をめぐって争いになりそう
- [ ] 親の財産の中に、ほしいものがある
- [ ] できれば親に遺言書を書いてほしい
- [ ] 親の財産がなくてもやっていけるから、相続放棄するつもりだ
- [ ] ひどい兄弟がいるから、あいつには財産をあげてほしくない

今、兄弟仲が悪ければ、将来は遺産をめぐって必ずもめると考えてください。たとえ兄弟仲がいい場合でも、相続手続きが大変だったり、気を遣うのが負担になったりするものです。そのときに、「なんであのとき、親にちゃんと相続対策をしてもらわなかったんだろう」と後悔しないよう、今のうちに必要な手を打っておきましょう。

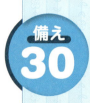

相続トラブルって、具体的にどんなこと?

相続トラブルについて具体的にイメージできないとしたら、おそらく経験したことがないからでしょう。もし、親が何の対策もせずに亡くなったら、果たしてどんなことが起きるのでしょうか。

▮遺産相続は、お金がない家ほどもめる▮

「相続でもめるのはお金持ち」というイメージがあるのなら、それは大きな間違いです。

平成25年度の司法統計によると、家庭裁判所に持ち込まれた遺産分割事件で、資産5000万円以下のケースが約75％ありました（そのうち資産1000万円以下のケースが約31％）。相続トラブルは、決して資産家だけの問題ではありません。むしろ一般家庭ほど、財産の大半をマイホームなどの不動産が占めているため、他の相続人にお金を払って解決することができず、トラブルになりやすいのです。

▮親が何の準備もしないで亡くなったらどうなる?▮

①銀行からお金が引き出せなくなる

前にのべたように、親が亡くなると銀行の口座が凍結され、相続人全員の同意がなければ預貯金の名義変更や解約ができません。もし父親のお金で生活していた母親が、父親の死後に銀行でそのことを告げたとたん、お金がおろせなくなります。しかも海外勤務の長男が、来月にならないと帰国できないということにでもなれば、その間の生活費に困ります。さらに、父親が個人事業主だった場合は、取引先や従業員への支払いもできないという困った事態になります。

②預貯金以外の財産の名義変更・解約もできなくなる

預貯金と同様に、不動産や株式などその他の財産も相続人全員の同

相続トラブルって、具体的にどんなこと？

意がない限り、名義変更や解約ができなくなります。もし、遺産分割協議書にハンコを押さない相続人がひとりでもいれば、株式の名義変更や売却などができずに損をしてしまうかもしれません。不動産の分け方が決まらないうちに、不良息子が自分の持分を勝手に抵当に入れて、借金をする可能性だってあります。

③相続手続きが大変になる

　第6章でくわしくのべますが、相続手続きはとにかく手間と時間がかかります。もしあなたが親と別居していれば、まず親にどんな財産があったのか調べることから始めなければなりません。

　相続人が数人いる場合は、全員で話し合って遺産の分け方を決めて、金融機関や市区町村役場に足を運んで相続手続きを進めることになります。手続きごとに必要な書類が異なり、住民票や印鑑証明書もそのたびに必要です。もし手続に非協力的な人がいたら、いつまでたっても相続手続きが終わりません。

④家族同士で憎しみ合う「争族」になるおそれも

　テレビドラマでおなじみの遺産争いは、実際によくあることです。遺産相続はたいていの人にとって棚ボタなので、もらえるものは何でもほしいと貪欲になるものだからです。そこに、「お兄ちゃんは大学院まで行かせてもらった」、「住宅資金を援助してもらった」などの不公平感が加われば、簡単に相続争いが始まります。たとえ兄弟同士は仲がよくても、その配偶者が「もらえるものはもらいなさい」などと口出しして、ややこしい事態になることがよくあります。

相続トラブルにならないケースも

　次のような場合は、将来の相続トラブルについて心配する必要はあ

まりないでしょう。

①親に財産がない場合

　目立った財産がなく、借金もないという、収入と支出が見合った生活をしていれば、遺産をめぐっての争いにはなりません。

　その代わりに親の死後、未払いの家賃や医療費、葬儀代、お墓の費用を誰が払うのかでもめる可能性があります。

②相続人が子どもひとりしかいない場合

　全財産を子どもが相続するので、特に問題は生じません。ただ、図々しい親戚がいる場合は、子どもを押しのけて財産を自分のものにしようと画策し、トラブルになる可能性がないとはいえません。

遺産をもらえるのは誰？

　父親が妻と子どもを残して亡くなったとすると、父親の財産を相続できる人は次の通りです（父親と母親が逆の場合も同じ）。法律で決められたこの割合を、「法定相続分」といいます。

①相続人が母親と子どもの場合

　母親と子どもが2分の1ずつ相続できます。子どもが数人いる場合は頭割りです。

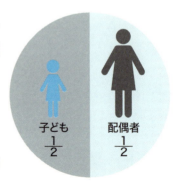

子ども $\frac{1}{2}$　配偶者 $\frac{1}{2}$

　例　父親の財産が1000万円で、相続人が母親と子ども2人の場合

　母親が500万円、子どもが250万円ずつ相続する権利があります。

相続トラブルって、具体的にどんなこと？

②相続人が子どもだけの場合

子どもが全財産を相続します。数人いる場合は頭割りです。

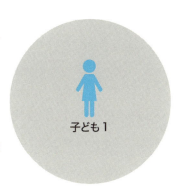

例 父親の財産が1000万円で、相続人が子ども2人の場合

子どもはそれぞれ500万円ずつ相続する権利があります。

ただ、これはあくまでも法律上権利があるだけなので、全員で話し合って別の分け方をすることも可能です。たとえば、長男が財産をひとりじめして、母親と次男が何ももらえないケースもあるかもしれません。

もし、誰がいくら相続するかでもめて裁判になった場合は、最終的に法定相続分で分けることで決着することが多いようです。

家系図を書いてみよう

相続関係をはっきりさせるために、簡単な家系図を書いてみましょう。続柄・名前・相続分を記入して、すでに死亡している場合は×をつけます。もし、親に再婚前の子どもがいる場合は、記入を忘れずに。

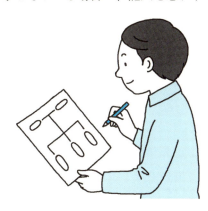

備え31 親に遺言書をつくってもらおう

親がきちんとした遺言書を残してくれれば、子どもの負担はかなり軽くなります。親に遺言書を書いてもらう前に、遺言書を書くとどんなメリットがあるのかを確認しましょう。

親が遺言書をつくるメリットは？

①家族の生活を守れる

きちんとした遺言書があれば、親が亡くなったあとすぐに相続手続きができるので、残された家族が葬儀費用や生活費の支払いに困らずにすみます。また、高齢や病気、障がいをもつ家族に対して、遺言書でマイホームや預貯金を残してあげることができます。

②相続手続きが楽になる

遺言書がなければ、子どもたちは葬儀のあと何度も実家に帰り、遺産分けについて話し合ったり、役所や金融機関の手続きをしなくてはならず、かなりの負担になります。

しかし、親が誰に何を相続させるかや、遺言執行者（遺言書の内容を実行する人）を指定した遺言書があれば、他の相続人の手をわずらわせずにすみ、スピーディに相続手続きができます。

③子どもがいつまでも仲良くいられる

親の財産を誰がもらうかについて、子どもたちが争ったり、反対に遠慮しあってストレスを感じることもなく、これまで通りきょうだい仲よくいられます。

④本人の希望がかなえられる

遺言書の中で子どもを認知したり、不良息子（娘）や暴力をふるう夫

を相続人から廃除したり、お世話になった人にお礼をするなど、生前の希望をかなえたり、死後の気がかりをなくすことができます。

親に遺言書をつくってもらったほうがいい？

次のチェックリストに3つ以上チェックが付いた場合、または※に1つでも該当する場合は、遺言書をつくる必要性が非常に高いといえます。ぜひ本書を見せて、遺言書をつくるように説得しましょう。

●親は遺言書をつくる必要がある？
- ☐ 年齢は65歳以上だ
- ☐ 不動産を所有している（共有も含む）
- ☐ 不動産がたくさんあったり、海外の金融機関と取引するなど、財産内容が多岐にわたる
- ☐ 配偶者と死別して、その財産を相続したことがある
- ☐ 2人以上子どもがいる
- ☐ 子どもたちの経済格差が大きい、または子どもたちの仲が悪い
- ☐ 子どもたちの1人と同居している
- ☐ 特定の子どもに生前贈与した
- ☐ 海外に住んでいる相続人がいる
- ☐ 事実婚のパートナーがいる※
- ☐ 再婚前の子どもと再婚後の子どもがいる※
- ☐ 事業を経営している※
- ☐ アパートなどの賃貸物件を所有している
- ☐ 死後、ペットの世話が気がかりだ
- ☐ 自分の遺骨やお墓の管理を、特定の相続人にまかせたい

親が遺言書をつくるなら、公正証書遺言がベスト

一般的な遺言書は、自筆証書遺言と公正証書遺言の2つです。公正証書遺言のほうが安全性も高く、すみやかに実行できるので、これから親が遺言書を作成する場合は、こちらをすすめましょう。

◉ 自筆証書遺言と公正証書遺言

種類／作成方法	メリット	デメリット
自筆証書遺言（全文を自筆で書く）	・誰にも内容を知られずにすむ ・費用が安い **Point** 「遺言書」というタイトル・本文・署名・日付をすべて自筆で書く。	・内容や様式不備で無効になりやすい ・変造や紛失のおそれがある ・開封に家裁の検認手続きが必要
公正証書遺言（公証人に作成してもらう）	・内容や様式不備で無効になるおそれが少ない ・本人の身体が不自由でも作成できる ・原本は公証役場で保管するので、変造や紛失のおそれがない ・家裁の検認手続きが必要ない	・内容が公証人や証人に知られる（守秘義務あり） ・公証人や証人に依頼する手間と費用がかかる

●自筆証書遺言は実行するのが難しい

自筆証書遺言は気軽に書けますが、実行が難しいのが難点です。本人の死後、家庭裁判所の検認手続きを受けるのに1〜2か月かかるので、その間は相続手続きができず、相続人が勝手に不動産の共有持分を処分するなどのおそれがあります。

また、遺言書の内容や文言が間違っていて、不動産や預貯金の相続手続きができない可能性もあります。原本が1通しかないので、なく

親に遺言書をつくってもらおう **31**

したらそれでおしまいです。

公正証書遺言は、意外と手間がかからない

　公証役場で、法律の専門家である公証人に遺言書をつくってもらうのが公正証書遺言です。難しそうなイメージがありますが、実際は意外と簡単です。

⬇ 公正証書遺言の作成方法

- 財産をどう分けたいかを公証人に伝え、戸籍謄本などの書類を提出し、文案を作成してもらう
- 文案の内容をチェックし、証人2人の立ち会いのもとで、署名捺印する
- 適当な証人が見つからない場合は、公証役場で紹介可能（証人1人あたり1万円程度の謝礼が必要）

⬇ 公証人の手数料　　※ 財産1億円未満は遺言手数料1万1000円を加算

財産の価額	手数料の金額
100万円まで	5000円
200万円まで	7000円
500万円まで	1万1000円
1000万円まで	1万7000円
3000万円まで	2万3000円
5000万円まで	2万9000円
1億円まで (以下省略)	4万3000円

⬇ 手数料の計算例　　相続人2人に2000万円ずつ相続させる場合

① 公証人手数料　2万3000円×2人＝4万6000円
② 遺言手数料　　1万1000円
③ 用紙代　　　　約3000円　　　合計6万円

※ 自宅や老人ホームなどへの出張時は手数料が1.5倍になり日当や交通費がかかります。

第**5**章　税金・遺産相続

⬇ 公証役場所在地一覧
http://www.koshonin.gr.jp/sho.html

●遺言書に書けること
- 「不動産は妻に、預貯金は長男に相続させる」など、誰にどの財産を相続させるか指定できる。第三者への遺贈や寄付も可能。
- 「長男と長女に預貯金を二分の一ずつ相続させる」というように、割合で指定することも可能。ただし、不動産を共有にすると将来の処分が難しくなるので、なるべく1人に相続させたほうがいい。
- 「長男に不動産を相続させる代わりに、妻の面倒を生涯見てほしい」というような条件を付けることができる。
- 相続人の廃除や認知が可能。
- 遺言執行者(相続人を代表して遺言を執行する人)の指定。財産をもらう人を指定すれば、必ず遺言を執行してくれるはず。

●遺言書の内容を決めるポイント
- 家族が今の生活を続けられることを優先する(たとえば、妻が自宅に住み続けられるように、家を相続させる)。
- 相手が処分に困るものは相続させない(都会で家族と暮らす長男に、田舎の土地田畑を相続させても困る)。
- 公平に分ける必要はないが、公平感を与えるように配慮する。
- なぜそのような遺言をしたのか、遺言書の最後に「付言事項」として感謝とともに理由を書くと、納得してもらいやすい。

遺言書は「遺留分」に気をつける

　親が遺言書をつくっても、必ずその通りになるわけではありません。たとえば母親が、「全財産を長女である○○に相続させる」という遺言書を書いた場合を考えてみましょう。

このような遺言書も有効なので、原則として長女は全財産を相続できます。ただ、もうひとり子ども（長男）がいた場合は、当然、「ちょっと待って。俺の分は？」と文句を言うはずです。長男も法定相続人なので、最低限、財産をもらう権利（遺留分）があるからです。この場合の遺留分は、法定相続分（→P.128）の2分の1です。

母親の死後、長男が「遺留分を払ってくれ」と長女に請求したら、長女がもらった財産のうち遺留分にあたる財産が長男のものになります。これを遺留分の減殺請求といいます。

●**遺留分を侵害する場合の対策**（上記のケース）
① 長女が長男に遺留分を払うための資金を、あらかじめ母親が用意して、「この預金で遺留分を払うように」と遺言書で指定する。
② そんなお金がない場合は、母親が生命保険の受取人に長女を指定して、そこから遺留分を払ってもらうようにする。
③ 家族仲がよく、これまで母親が長男に十分な援助をしていた場合は、生前のうちに長男に遺留分を放棄してもらう（家裁に申し立てる）。なお、生前の「相続放棄」は無効。
④ これまで長男にあまり資金援助をしていない場合は、長男に生前贈与したうえで遺留分を放棄してもらう。
⑤ 長男が母親に暴力を振るったり、犯罪などの非行を繰り返す場合は、相続人から廃除すれば遺留分もなくなる（→P.140）。

親に遺言書を書いてもらうには

まずは、エンディングノートを一緒に書き、相続について一緒に考えましょう。その際に、「この家は将来どうする？」と聞いたり、遺言書がないと困ることを具体的に伝えることです。先に自分が遺言書をつくり、その理由を親に伝えたり、公証役場の無料相談に連れて行くなどの方法も考えられます。

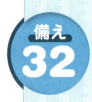

備え32 親の財産を把握しよう

親が遺言書をつくる場合は、その前にどんな財産があるか把握する必要があります。同時に、あまり使わない銀行口座の解約を手伝うなど、将来、財産管理で困らないように準備しましょう。

■親の資産状況を子どもが把握することは不可欠■

親からすれば、どれぐらい財産や借金があるのかを子どもに明らかにするのは抵抗感があるものです。でも将来、親が倒れたときに、入院や介護のための費用を支払うのは子どもです。そのとき親の銀行口座からお金を引き出せなければ、子どもが負担することになりかねません。また、親の財産の状況がわからなければ介護の計画も立てられないし、大きな借金があることを子どもが知らなければ、将来の遺産相続で問題になるかもしれません。

財産が多くても少なくても、これからの高齢期を親子で協力しあって乗り切るには、親の財産内容を明らかにすることが不可欠です。そのことを何とか親にわかってもらいましょう。

■親の財産管理を手伝おう■

①親とエンディングノートを一緒に記入する

財産リストを記入する際には、親のお財布からカードを全部出してもらい、1つずつ記入するとやりやすいでしょう。支店名や預金の種類を確認するために、できれば通帳も出してもらいましょう。

財産リストに取引先の銀行名と支店名を記入したあと、「もしお母さんが急に入院したら、どの口座からお金をおろしたらいいかな」と聞いてみましょう。万一のとき、カードからお金を引き出せないと意味がないので、暗証番号も忘れずに。それまでの信頼関係があれば、きっと教えてくれるはずです。

②通帳を記帳する

エンディングノートに預金残高を記入する欄がある場合は、「最近、記帳している？」と聞いて、していなければ代わりに銀行に行って記帳してあげましょう。

③あまり使っていない口座は解約する

たとえ残高が少なくても、相続手続きの手間は変わらないので、使用頻度の少ない口座は解約したほうがいいでしょう。10年以上放置すると、時効で預金が国のものになる制度ができたことを伝えて、使わない口座は解約するように勧めましょう。

④生命保険に入っているかを確認する

将来、親に何かあって医療保険や死亡保険の請求をするときに、どの保険会社に連絡すればいいかわからないようでは困ります。細かいことは教えてもらわなくても、会社名だけ把握していれば何とかなるはずです。もし、不要な保障をつけているような場合は、保険を見直してあげましょう。

◎ 親の財産を把握できたら金額を記入しましょう

現金・預貯金	万円ぐらい
株式・公社債	万円ぐらい
不動産※	万円ぐらい
その他の財産	万円ぐらい
住宅ローンの残債などの負債	▲　　万円ぐらい
差引合計	万円ぐらい

※ 不動産の評価額は、固定資産税の納税通知書に書いてある評価額がひとつの目安になります。

備え33 親子関係を遺言書に反映してもらおう

次にやるべきことは、親子関係を客観的に把握することです。親が、誰に何を相続させるかを具体的に考えるためには、これまでの関係とこれからの関係を考える必要があるからです。

■不公平な相続にしないために、親子関係を見直そう■

親が遺言書を書くときに一番悩むのは、「子どもたちの間で不公平にならないか」ということです。公平を目指すばかりに、「財産を子どもたちに三分の一ずつ相続させる」という書き方をする親もいますが、これはNG。不動産が入っていると分割しにくいという理由だけでなく、新たな紛争につながるので、共有にしないのが原則です。また、子どもたちが親から受けた資金援助の額には差があるので、単なる均等分けだと余計に不公平感がつのるからです。

財産分けを考えるときは、「これまで親がどんな援助をしたのか」と、「どれだけ子どもに援助してもらったのか」を考えなければなりません。これまでの親子関係を、遺産相続に反映させるということです。

■これまで親がどれだけ子どもに援助をした？（特別受益）■

きょうだいがいれば、それぞれ学歴も違うし、塾や習い事などの教育費も違います。それは、ある程度は仕方がありません。

しかし、海外留学費用は高額ですし、成人してからの結婚資金やマイホーム資金、開業資金などについては、本来は子どもが自力で準備すべきものです。これらを親が援助した場合、将来の遺産相続のときに「特別受益」とみなされて、遺産の受取額からマイナスされてもおかしくありません。

他のきょうだいがどれだけ資金援助を受けたのかはお互い知らない

親子関係を遺言書に反映してもらおう 備え33

ことが多いので、きちんとしたい場合は、今のうちに親にエンディングノートに書いてもらったほうがいいでしょう。

これまで子どもがどれだけ親を助けたか？（寄与分）

　もし親が遺言書を残さなければ、財産は法律で決められた通りに分けられます。たとえば、父親の財産が1000万円で、長男と長女が相続人なら、それぞれ500万円を相続する権利があります。

　しかし、実は数年前に長女が仕事をやめて、父親の介護をしていたらどうでしょう。長女の献身的な介護のおかげでヘルパーを雇わずにすんだと考えれば、その分、遺産相続で多目に財産をあげても当然ではないでしょうか。この考え方を「寄与分」といいます。

　寄与分は財産の維持・増加に貢献した場合に認められるので、もしこのケースで長女が介護のためではなく、父親の事業を無償で手伝っていたような場合にも該当するはずです。

　寄与分を具体的に計算するのは難しいですが、親が遺言書をつくるときは、これまでの経緯を書いたうえで、他の相続人の遺留分を侵害しない程度に上乗せするといいでしょう。

これからの親子関係も遺言の内容に影響する

　これから先、子どもが親と同居して最後まで面倒をみるという場合は、親がその子どもに財産を多目に相続させるという内容の遺言書をつくることが考えられます。このような理由があれば、将来、他の相続人の理解も得られやすいでしょう。もしそのうちに状況が変われば、遺言書をつくり直すことも可能です。

相続人に問題があれば今のうちに対処しよう

　たとえば、認知症の家族がいたり、家出をしたまま帰ってこない子

どもがいたりすると、遺産相続の際に必ず問題になります。ぜひ今のうちに対処するように、親に伝えましょう。

ケース1 不良息子、不良娘がいる場合

　日ごろから親に暴力をふるったり、お金を脅し取ったり、万引きなどの犯罪行為を繰り返すような子どもがいれば、どうすればいいのでしょうか。このまま放置すれば将来、他の相続人を脅して自分に有利なように遺産相続をすすめる可能性が高いでしょう。親としても、このような子どもに財産をあげたいとは思わないはずです。

　この場合は、親が家庭裁判所に「推定相続人の廃除の審判」を申し立て、相続人から廃除してもらう方法があります。

　審判にあたっては、親だけでなくその子どもの言い分も聞いたうえで判断されるので、親子が同居している場合は、あとで子どもの仕返しが怖いということもあるかもしれません。その場合は、生前ではなく、死後に子どもを相続人から廃除するように遺言をすることが考えられます。これまでの経緯をまとめた資料や証拠を準備して、弁護士に遺言執行者になってもらうといいでしょう。

ケース2 子どもが家出をして行方不明の場合

　遺産分割協議は相続人全員が同意しないと無効なので、子どものひとりが行方不明のまま親が亡くなると、相続手続きができません。この場合は、家庭裁判所に不在者財産管理人を選任してもらい、代わりに遺産分割協議に参加してもらうことになります。

　ただ、この手続きには時間がかかるので、スムーズに相続手続きを進めたいなら、今のうちに次のような対策をとりましょう。

親子関係を遺言書に反映してもらおう　備え33

①子どもが7年以上行方不明で、生死も不明な場合

家庭裁判所に失踪宣告を申し立て、亡くなったものとみなしてもらえれば、その子はいないものとして相続手続きを進められます。

②それ以外の場合

行方不明の子どもを除いた他の相続人に全財産を相続させるという内容の遺言書をつくります。もし、親の死後にその子が帰ってきて、遺留分を請求したら、あらかじめ用意しておいた財産を渡すように準備しておきます。

ケース3　相続人に認知症・重度の知的障害がある場合

相続人が認知症や重度の知的障害をもっているため、将来、遺産分割協議に参加できそうにない場合は、どうすればいいのでしょう。

①遺言書をつくる

他の相続人が、その家族の世話をすることを条件に、財産を多めに相続するように遺言をします（負担付遺贈といいます）。

②信託銀行を利用する

親がまとまった金額を預けると、定期的に指定された家族に生活費を支給してもらえる信託商品があります。

③民事信託（家族間の信託）を利用する

たとえば、親がまとまったお金を健康な長女などに託して、定期的に障害をもつ子どもに渡してもらうようなしくみをつくります（→P.148）。

④成年後見人を選ぶ

親の死後、他の家族が家庭裁判所に申し立てて成年後見人を選んでもらい、問題のある家族の代わりに遺産分割協議に参加してもらいます。

相続税に備えよう

備え34

相続が発生した際に、相続税がかかるのは全体の8%程度です。将来親が亡くなったら相続税がかかるのか、もしかかる場合は節税対策はどうするか考えましょう。

■もしかしたら、うちにも相続税が課税されるかも？■

2015年に相続税制が一部変更されて増税になり、それまで相続税とは無縁だった家庭でも課税される可能性が出てきました。その年の課税対象者は前年より83％も増加し、そのうちの97％は財産が1億円以下のケースでした。資産家ではない普通の家庭でも、都心にマイホームがあるような場合は、相続税対策を考える必要が出てきたということです。

■親の財産が基礎控除の範囲内なら、相続税はかからない■

亡くなった人の財産がこの金額までなら相続税がかからないという範囲のことを、「基礎控除」といいます。

⬇ 基礎控除

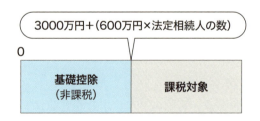

たとえば父親が亡くなり、法定相続人が母親と子ども2人の場合を考えてみましょう。基礎控除は、

3000万円＋（600万円×3人）＝4800万円

つまり、父親の財産が4800万円までなら相続税はかかりません。それ以上の財産がある場合でも、あとで説明する「配偶者控除」や「小規模宅地の特例」などが適用されれば、相続税がかからない可能性があります。

親の反応を確かめてみよう

親の財産がどれくらいあるのか知らないという人は、親が亡くなったときの基礎控除を計算して、「財産の額がこのくらいまでなら、相続税がかからないんだって。うちは大丈夫？」と親の反応をみてみましょう。それに対して「うちにそんな財産あるわけないでしょ」と笑い飛ばされればそれまでだし、「えっ、基礎控除ってそれしかないの？」と言われたら、くわしく説明して相続税対策につなげましょう。

▼ 相続税対策を行う手順

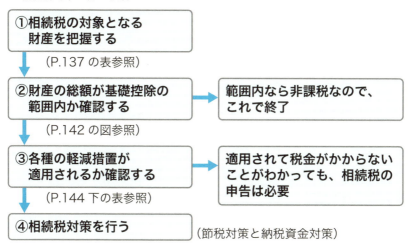

❶ 相続税の対象となる財産の種類

相続財産	・プラスされるもの（現金、預貯金、有価証券、家屋、土地、借地権、著作権など） ・マイナスされるもの（住宅ローンなどの債務、葬儀費用など）
みなし相続財産	生命保険金、死亡退職金など
3年以内に贈与した財産	相続開始前の3年以内に贈与した財産は相続財産とみなされ、課税対象になる

※ みなし相続財産は、死亡してはじめて得られる財産のこと。一定額が非課税になる。
※ 祭祀財産（墓地や仏壇）は非課税財産なので計算に含めない。

❶ 相続税のおもな軽減措置

種類	対象者	内容
配偶者控除	戸籍上の配偶者	1億6000万円まで非課税（それ以上でも法定相続分までなら非課税）
小規模宅地等の特例	戸籍上の配偶者と子どもなど	マイホームの土地の評価額が軽減される（上限330m²） ・配偶者は無条件で80％減額 ・同居の子どもは80％減額など

例 マイホームの土地が5000万円で、親と同居していた子どもが小規模宅地等の特例を使う場合

土地の評価額が80％減額され、5000万円×20％＝1000万円になります。

「節税対策」にはどんなものがある？

親の死後、相続税を支払うのは、残された配偶者や子どもたちです。なるべくなら相続税は安く（できれば払わずに）すませたいもの。そのためには、前にのべた「小規模宅地等の特例」など税制上の軽減措置を利用するほかに、次のような方法が考えられます。

相続税に備えよう 備え34

> ●おもな節税対策の方法
> ① 財産の評価額を下げる
> ② 生前贈与をする
> ③ 生命保険に加入する
> ④ 相続人の数を増やす

①財産の評価額を下げる

　もし、親が預貯金5000万円を残して亡くなった場合は、その5000万円を対象に相続税の計算が行われます。

　ところが、この預貯金でたとえば投資用マンションを買った場合は、一定要件を満たすと土地の相続税評価額が50％減額され、結果として相続税が安くなります。このように、財産の形を変えることで相続税を安くすることが可能です。

②生前贈与をする

　親がまだ生きているうちに、財産の一部を子どもや孫などに贈与してもらい、相続税の対象となる財産を減らすという方法です。

　ただし、この場合は贈与税がかかるため、かえって税金が高くなる可能性があります。教育資金や結婚資金など、贈与の目的によっては非課税になる特例があるので、うまく利用しましょう（→P.154）。

③生命保険に加入する

　将来、親が亡くなった際に、死亡保険金を相続人が受け取ると、その一部が非課税になります。この場合、「500万円×法定相続人の数」にあたる額は課税されません。

　たとえば死亡保険金が3000万円で、法定相続人が3人なら、500万

第5章　税金・遺産相続

円×3人で、1500万円まで相続税がかからないということです。

ちなみに、死亡退職金にも同様の非課税限度額が設けられています。

④相続人の数を増やす

相続税の基礎控除は、相続人が多いほど額が大きくなるので、親戚などと養子縁組をして相続人を増やすという方法もあります。

たとえば、親が親戚の子どもを養子縁組した場合、基礎控除が600万円、生命保険金と死亡退職金の非課税限度額が500万円ずつ増えることになります。

この方法は際限なく使えるわけではなく、実子がいる場合には養子1人までしか相続人の数に含められません。また、孫を養子にする場合は、相続税が20％増しになるので注意が必要です。なお、最高裁判決（平成29年1月31日）で、相続対策のための養子縁組は有効とする新しい判断が出ました。

相続税を安くしたいなら、遺言書をつくるべき

相続税の申告・納付期限は、故人が死亡したことを知った日の翌日から10か月以内です。そして、配偶者控除や小規模宅地等の特例などは、原則としてその期間内に申告しなければ使えません。

亡くなったあと、誰がどの財産をもらうかでもめていると、10か月なんてあっという間にたってしまいます。期限までに相続税の申告をするためには、誰がどの財産を相続するかを指定した遺言書があったほうが断然いいのです。

相続税はどうやって払う？（納税資金対策）

相続税は現金で一括払いが原則です。相続税がかかりそうなのに、財産が不動産や非公開株式ばかりで現金がない。そんなときは、どう

すればいいのでしょうか。

> ●相続税を一度に支払えない場合の対処法
> ・分割払いする（延納）。ただし担保や利子税がかかる
> ・延納ができない場合は、不動産などの現物で払う（物納）
> ・金融機関からお金を借りる
> ・不動産などの資産を売却して現金にする
> ・あらかじめ生命保険に加入しておいて、死亡保険金を相続人が受け取り、それを納税資金にする

相続税対策は、親が認知症になる前に

通常、親が重度の認知症になったら相続税対策は不可能になります。仮に、子どもに投資用マンションを買ったほうがいいと思っても、親には不動産取り引きをする能力がないからです。

親が認知症になり判断能力を失った場合は、子どもが成年後見人になって親の財産を管理する方法があります。しかし、後見人は本人の財産を守るのが仕事なので、子どもが将来支払う相続税を節約する目的で、親のお金で投資用マンションを買うことはできません。当然、子どもや孫に生前贈与することも不可能です。

このように親が認知症になった場合でも、引き続き相続税対策を行いたい場合は、次ページの「民事信託」を利用することが考えられます。

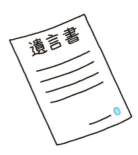

備え35 民事信託について検討する

最近は、親にまだ判断能力があるうちに、財産を子ども名義にして財産を「信託」し、確かな資産の管理と活用、それに相続対策を行う方法（民事信託）が注目を集めています。

民事信託なら、親が認知症になっても相続対策が可能

民事信託は、信託銀行と違って営利を目的とせず、個人同士などの間で行う信託※です。後見制度や遺言書のすきまを埋めるものとして、使い勝手がよく、家族間での民事信託の活用が最近注目されています。

これは、財産の管理・承継のための方法です。簡単にいうと、①委託者の財産を受託者に移転して、②受託者が財産を管理・運用し、③受益者に利益をもたらすというしくみです。

※ 委託者が受託者に財産を移転して管理処分してもらうしくみ。

⬇ 家族間の信託の基本的なパターン

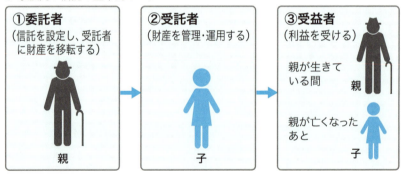

たとえば、①親が子どもに不動産や金銭を移転して、②子どもが財産を管理・運用し、③親が生きている間は親が利益を受け、親の死後は子どもが利益を受けるといったイメージです。財産は子どもの名義になりますが、信託財産なので、子どもは勝手に処分できません。

家族間での信託の活用法

①認知症対策

　将来、委託者が認知症になった場合でも、子どもが財産管理をスムースに行えます。たとえば、賃貸アパートを経営している父親が、長男を受託者として不動産の名義を変更し、生存中は父親が収益を受け取り、亡くなったら長男がそれを引き継げるようにします。

　こうすれば、父親が認知症になっても問題なく、長男がひとりで不動産の管理・修繕・建て替え・売却ができるとともに、将来の相続対策にもなります。さらに、長男の死後は孫に不動産を承継させるといったことも可能です。

②気がかりな家族を守る（いわゆる親亡きあと問題）

　民事信託を利用すれば、親が亡くなったあとも、障害をもつ子どもの生活を守れます。たとえば、母親が知的障害をもつ長男のために、長女を受託者として契約を結び、長女が長男に生活費を定期的に支給するようにします。

③事業承継対策

　民事信託は、企業の事業承継にも使えます。父親が子どもに株式を承継したいが、今はまだ経営に関わりたいという場合に利用します。

　この場合は、株式を信託財産とし、事業の後継者である子どもを受託者にして信託譲渡し、父親が受益者になります。そして父親の判断能力が十分あるうちは父親が議決権行使の指図権を行使して自分の地位を守り、死後は確実に事業を後継者である子どもに引き継ぎます。

　以上のように、民事信託のしくみは少し複雑ですが、遺言書や成年後見ではできないことができて、相続対策に役立ちます。家族間の契約とはいえ、法律や登記、税金などの問題があるので、興味のある方は弁護士や司法書士、税理士などの専門家に相談してください。

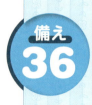

備え36 今のうちに、親に贈与してもらったほうがいい?

最近は高齢化が進み、親の相続が発生したときに子どもは60代ということもあります。子どもや孫の教育資金などは贈与税が非課税になる特例があるので、親に利用してもらってはいかがでしょう。

■生前贈与するメリットは?

2015年に相続税が増税になり課税対象者が大幅に増えた一方で、贈与税が安くなり、さまざまな特例措置が講じられたため、生前贈与を行う人が増えているようです。あらかじめ子どもや孫に財産の一部を贈与することで、次のようなメリットがあります。

①相続税が安くなる

親が子どもや孫に生前贈与すると、その分課税対象となる財産が減るので、相続税が安くなります。特に、いわゆる二次相続のケースで効果が大きくなります。

たとえば、父親が亡くなって全財産を母親が相続したとします(これを一次相続といいます)。次に母親が亡くなったら、子どもたちが財産を相続することになります(二次相続)。

二次相続では母親も亡くなっているため、相続税の軽減措置である配偶者控除が使えません。また、子どもたちが母親と別居していた場合は、小規模宅地の特例措置も使えないため、相続税が課される可能性が高くなります。対策としては、母親が生きているうちに財産を子どもたちに贈与したり、子どもと同居することが考えられます。

ただし、相続税は安くなっても、それ以上に税率が高い贈与税がかかる可能性があるので、税理士など専門家に相談する必要があります。

今のうちに、親に贈与してもらったほうがいい？

● 二次相続は相続税が課税されやすい

一次相続	配偶者控除が使える	相続税が課税されにくい
二次相続	配偶者控除が使えない	相続税が課税されやすい

● 贈与税の税率はかなり高い

基礎控除後の課税価格	200万円以下	300万円以下	400万円以下	600万円以下
税率	10%	15%	20%	30%
控除額	―	10万円	25万円	65万円

基礎控除後の課税価格	1000万円以下	1500万円以下	3000万円以下	3000万円超
税率	40%	45%	50%	55%
控除額	125万円	175万円	250万円	400万円

※ 贈与税の基礎控除額は110万円です。

②親子関係がよくなる

　特に子どもが40、50代だと、教育費やマイホーム購入など何かとお金がかかります。子どもが年をとってからではなく、今お金が必要なタイミングで贈与してもらえば、子どもにとっても大変ありがたいですし、これからも親を大切にしていこうという気持ちにつながるのではないでしょうか。

③親自身の願いをかなえられる

　「これから10年後、孫が結婚するときに自分は生きていられないかもしれないけれど、せめて孫の結婚資金を確実に渡しておきたい」といった、親の願いをかなえることができます。

生前贈与のデメリット・注意点

①贈与税がかかる可能性がある

前にのべたように、生前贈与した金額によっては贈与税がかかりますが、贈与の目的によっては非課税になる特例があるので、該当する場合は必ず利用しましょう。

②親の今後の資金が足りなくなる

親が気前よく贈与しすぎると、将来の生活費や介護資金が足りなくなるおそれがあります。いったんあげたものを取り戻すことはできないので、あらかじめ今後の生活や介護にかかる費用を予測したうえで、余裕資金で行うことが大切です。

たとえば、将来孫が結婚するときにまとまったお祝いをあげようと思って準備していたのなら、それを今のうちに贈与しても問題ないでしょう。

③時間をかけて計画的に行う必要がある

贈与してから3年以内に贈与をした人が亡くなると、贈与された財産は原則として相続税の対象になります（非課税の特例を受けたものを除く）。なるべく早めに、親が元気なうちに贈与してもらうことが大切です。

また、お金を基礎控除の範囲内で孫や子どもに贈与したり（いわゆる暦年贈与）、預貯金で不動産を購入して財産の評価額を下げるなどの相続対策をとるためには、時間がかかります。少なくとも5年程度の時間をかけて、計画的に進めてもらいましょう。

④特定の人をひいきしない

3人子どもがいるのに、長男にだけ住宅取得資金を贈与するなど、

今のうちに、親に贈与してもらったほうがいい?

特定の相続人だけ優遇すると、将来の遺産相続でトラブルになる可能性が高まります。相続人同士のバランスを考えながら、税理士や弁護士など専門家のアドバイスを受けて行ったほうが安心です。

贈与税の基礎控除を利用する「暦年贈与」

贈与税にも、相続税と同じように非課税枠があります。贈与を受けた人1人につき、1年間に110万円(基礎控除の範囲内)までなら贈与税はかかりません。

この基礎控除を利用して、節税対策をとることが可能です。たとえば子どもが3人いる場合、単純に考えれば、3人に毎年110万円ずつ10年間贈与すれば、合計で3300万円を課税されることなく贈与できます。このようなやり方を「暦年贈与」といいます。

・1年間で110万円までの贈与は非課税
・暦年贈与は、時間をかけて少しずつ財産を贈与するのに向く

ただ、暦年贈与のやり方によっては、税務署に課税されるおそれがあります。たとえば、親が以前開設した子ども名義の口座にお金を入れて、親が通帳を管理している場合は、贈与の実態がないとみなされるかもしれません。また、毎年決まった時期に110万円ずつ口座に振り込むと、「定期金の贈与」とみなされて課税される可能性があります。

暦年贈与をする場合は、税理士にアドバイスを受けたうえで、贈与の時期や金額を毎回変えたり、贈与の契約書をつくったり、振込先の通帳と銀行印は子どもが保管するなどの対策をとりましょう。

贈与税が非課税になる特例措置
（一括贈与の非課税の特例）

　前にのべたように、贈与の目的によっては贈与税が非課税になる特例措置がいくつかあります。期間限定なので、該当する場合は早めに利用しましょう。

　親にとっても、ただ単に、子どもや孫に現金を贈与するとムダづかいされるおそれがありますが、このような特例措置はお金の使い道が限定されているので安心です。

● 贈与税が非課税になる特例措置

目的	受取人	非課税金額	対象期間	備考
教育資金	30歳未満の子か孫	1500万円（うち学校以外の塾などへの支払いは500万円まで）	2019年3月31日まで	受贈者が30歳時点で使い残しがあれば、贈与税の対象になる。
結婚・子育て	20歳以上50歳未満の子か孫	1000万円（うち結婚費用は300万円まで）	2019年3月31日まで	受贈者が50歳時点で使い残しがあれば贈与税の対象になる。また、贈与者の死亡時点で使い残しがあれば相続税の対象になる。
住宅取得資金等	20歳以上の子か孫	最大2500万円（要件をみたせば3000万円まで）	2021年12月31日まで	受贈者が日本国内に住所をもち、合計所得金額が2000万円以下などの要件がある。

今のうちに、親に贈与してもらったほうがいい？

祖父が孫に教育資金を贈与したケース

ある70代の父親は、株式投資でもうけた利益のうち、400万円を孫の教育資金として贈与しました。病気のため、孫が大学に入学するまで生きていられないと考え、せめて確実に大学費用を援助したいと思ったからです。「教育資金の一括贈与の特例」の適用を受けたため、孫が30歳になるまでに学費や習い事のために全額を使い切れば、贈与税はかかりません。

父親は孫のためにできるだけのことはやったという安ど感でいっぱいになり、長男は、「これで子どもの進学費用の心配がなくなった」とホッとしました。父親は他の子どもたちのために遺言書も作成したので、将来トラブルになるおそれはなさそうです。

そもそも税金がかからない場合もある

ただ、場合によってはこのような税制上の特例措置を使わなくても、そもそも贈与税がかからない場合があります。

扶養義務者（父母や祖父母）から、生活費や教育費に充てるために通常必要と認められる財産を贈与した場合は、贈与税がかかりません。前のケースの70代の父親も、孫が大学に入学する時点で学費を援助すれば、贈与税がかからないかもしれないのです。

もし、親の健康状態に問題がないのなら、そのつど贈与してもらうのもひとつの方法です。

▶▶▶ 「税金・遺産相続」について話し合ったこと

第6章

親が亡くなったあとの手続き

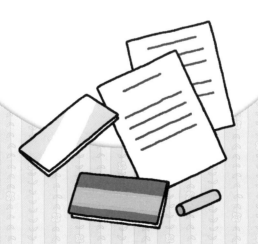

いくらやっても終わらない

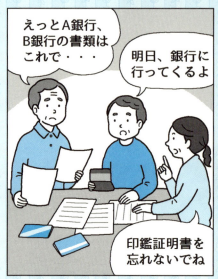
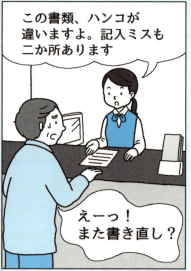

相続手続きは想像以上に大変

　もしあなたが「財産といっても預貯金と不動産ぐらいだし、そんなに大変じゃないだろう」と考えているのなら、それは甘いです。預貯金と不動産の手続きをするためには、親の一生分の戸籍謄本をはじめ、相続人全員の身分関係の書類を集めたり、必要な書類に相続人全員の署名捺印をもらわねばならず、それだけで結構な手間がかかります。また、財産以外にも相続手続きが必要なものはたくさんあるので、想像以上に大変です。

✓ 親が亡くなったときに必要な手続き

① **死亡・葬儀関係**
まず行うのは、死亡関係の届出です。

② **家族関係**
親の死亡に伴い、世帯主などの届出が必要になります。

③ **証明書の返却**
運転免許証などの証明書を返却・処分します。

④ **年金・保険・給付金の請求**
年金の受給停止手続きなどは、早めに行いましょう。

⑤ **勤務先**
死亡退職に伴う手続きです。

⑥ **不動産**
賃貸契約の解約や住宅ローンなどの手続きをします。

⑦ **名義変更・解約**
公共料金や各種サービスの名義変更や解約をします。

⑧ **遺産相続**
預貯金や不動産を特定の相続人のものにする手続きです。

⑨ **税金**
相続税や所得税の申告・納付を行います。

　人が亡くなったあとの手続きは、細かいものも含めると数十にものぼります。この章では、そのうち重要なものや期限があるもの、手続きをしないと損をするものを中心に紹介していきます。

　あなたはきっと、手続きが終わる頃には、いかに人が社会と接点をもって生きているのかを、身をもって知ることになるでしょう。

親が亡くなったあとの
おもな手続き

備え 37

親が亡くなると、さまざまな手続きや届出が必要になります。期限があるものを優先して、家族で協力して効率的に進めましょう。

🔽 親が亡くなったときに必要な手続き

内容＼時期	死亡直後	なるべく早めに	その他・期限があるもの
①死亡・葬儀関係	□ 死亡届（死亡を知った日から7日以内） □ 火葬関係の申請書・許可証（通常は葬儀社が代行）	□ 墓地が親名義の場合は、お墓を引き継ぐ相続人に名義変更する	
②家族関係	□ 世帯主変更届（死亡から14日以内）	□ 姻族関係終了届 □ 復氏届 □ 子の氏の変更許可申立て	
③証明書・手帳の返却		□ 障害者手帳 □ 運転免許証 □ パスポート □ 印鑑登録カード □ マイナンバーカード □ シルバーパス □ JAF会員証 □ 老人会会員証	

親が亡くなったあとのおもな手続き

時期＼内容	死亡直後	なるべく早めに	その他・期限があるもの
④年金・保険・給付金の請求など	□ 公的年金（老齢基礎年金など）の受給停止（死亡日から14日以内） □ 介護保険の資格喪失届（死亡日から14日以内） □ 国民健康保険の資格喪失届（死亡日から14日以内）	□ 葬儀社や組合など互助会の積立金請求 □ 生命保険金の請求手続き（死亡日から3年以内）	【2年以内】 □ 国民健康保険の葬祭費・埋葬料の請求 □ 高額療養費・高額介護サービス費の払い戻し請求 【5年以内】 □ かんぽ生命の保険金の請求手続き □ 国民年金の請求（遺族基礎年金と寡婦年金は5年、死亡一時金は2年以内） □ 厚生年金・共済年金・労災保険の請求
⑤勤務先	□ 死亡退職届 □ 扶養控除異動届 □ 役員変更登記（死亡日から14日以内） □ 許認可の変更届（3か月以内）	□ 死亡退職金・未払い給与などの受け取り □ 健康保険被保険者証などの返還	【2年以内】 □ 健康保険の埋葬料の請求 □ 労災保険の埋葬料・遺族補償年金などの請求

第6章　親が亡くなったあとの手続き

時期 内容	死亡直後	なるべく早めに	その他・期限があるもの
⑥不動産	□賃貸アパートなどの解約、名義変更	□不動産の名義変更（相続登記） □住宅ローンの完済にともなう不動産の抵当権抹消登記 □家屋の火災保険の名義変更	□住宅ローン（団体信用生命保険）の保険金請求（3年以内） □固定資産税の相続人代表者指定届 □森林や農地の相続の届出
⑦名義変更・解約	□介護・配食・生協・レンタルDVDなどのサービスの停止 □趣味の会やスポーツクラブなどの退会	【財産】 □預貯金 □証券口座 □株式 □自動車 □自動車保険 □クレジットカード □貸金庫の解約 【生活関連】 □携帯電話・公共料金などの解約・名義変更	□航空会社のマイレージの引き継ぎ（利用規約により引き継げないことがある）

親が亡くなったあとのおもな手続き 備え37

時期 \ 内容	死亡直後	なるべく早めに	その他・期限があるもの
⑧遺産分割	□ 相続人の確定 □ 相続財産の調査 □ 相続放棄・限定承認（相続の開始を知ってから3か月以内）	【遺言書がある場合】 □ 自筆証書遺言の検認手続き □ 遺言執行者の選任 □ 遺言の執行 □ 遺留分減殺請求（原則知ってから1年以内） 【遺言書がない場合】 □ 遺産分割協議	【遺産分割協議がまとまらない場合】 □ 遺産分割の調停・審判 【相続人に障害などの問題がある場合】 □ 特別代理人の選任 □ 成年後見人の選任 □ 失踪宣告の申立
⑨税金	□ 個人事業の廃業届（死亡日から1か月以内）	□ 所得税の準確定申告（死亡を知った日の翌日から4か月以内） □ 相続税の申告・納税（死亡を知った日の翌日から10か月以内）	□ 医療費控除の還付請求

上の表に記載した手続きのうち、大切なところを以下に説明します。

①死亡・葬儀関係

親が亡くなったら、まず行うのは死亡関係の届出です。通常、「死亡届」や火葬関係の手続きは葬儀社が代行します。もし、墓地の名義が違う場合は、墓地の使用規約に基づいた名義変更の手続きが必要です。

②家族関係

親の死亡に伴い家族関係も変わるため、役所への届出が必要です。世帯主が死亡した場合は「世帯主変更届」を提出しますが、成人の子どもが1人だけ残された場合は、そのまま世帯主となるので提出の必要はありません。

もし、残された配偶者が、故人の親戚と縁を切って扶養義務をなくしたいときは、「姻族関係終了届」を提出します。さらに結婚前の旧姓に戻りたいときは「復氏届」を、子どもの氏も旧姓に変更したい場合は、「子の氏の変更許可申立て」をします。

③証明書の返却

公的機関から交付されていた証明書やカードを返却します。印鑑登録については、死亡届により自動的に廃止されるので、印鑑登録カードを返却するか、はさみを入れて廃棄します。

④年金・保険・給付金の請求

●年金

親の死後、翌月以降も老齢基礎年金などの年金を受給したままでいると、不正受給に問われる可能性があります。早めに年金の受給停止の手続きをとりましょう。

●互助会・保険

何らかの互助会に入っていた場合は、葬儀費用の支払いにあてられるかもしれないので、積立金の請求を忘れないでください。

生命保険の死亡保険金・入院給付金の請求期間は死亡から3年以内ですが、金額が高額なので、忘れないうちに早めに請求したほうがいいでしょう。

親が亡くなったあとのおもな手続き

●健康保険など

親が国民健康保険に加入していた場合は、遺族や葬儀を行った人に対して、数万円程度の葬祭費・埋葬料が支給されます。

親が死亡したときに70歳未満で、1か月あたりの医療費の自己負担額が限度額を超えていた場合は、超過額の払い戻しを受けられます（高額療養費制度。→P.20）。同様に、介護・介護予防サービスについて、1か月の利用者負担が限度額を超えた場合は、超過額の払い戻しを受けられます（高額介護サービス費の請求。→P.52）。

⑤勤務先

親がまだ会社勤めをしていた場合は、早めに死亡退職に関わる手続きをしましょう。健康保険や労災保険から、埋葬料・葬祭料・遺族補償年金などが支給されます。親が会社を経営していた場合は、役員変更の登記や許認可の変更手続きなども必要になります。

⑥不動産

親が賃貸マンションやアパートに住んでいた場合は、大家さんか不動産会社に連絡して、解約や名義変更、退去、敷金の返還などの手続きを行います。

親の所有するマンションや一戸建てで、まだ住宅ローンが残っているものがあれば、通常、団体信用生命保険で完済されるので、抵当権の抹消登記を行います。

建物の火災保険の名義変更も忘れずに行いましょう。

⑦名義変更・解約

一番こまごまとしていて手間がかかるのが、生活に関するサービスの解約や名義変更手続きです。

携帯電話やプロバイダー、電気・ガス・水道などの公共料金のほかに、親がそれまでに利用していた介護や配食、生協などのサービスの停止、趣味の会やスポーツクラブの退会手続きなどを、それぞれの規約に従って行います。

⑧遺産分割

　預貯金や不動産の名義変更・解約手続きなどを行います。金融機関によって手続きや必要書類が異なります。不動産の手続きは、司法書士に依頼するといいでしょう。

⑨税金

●所得税の準確定申告

　親が死亡した年の1月1日から死亡日までの所得について、確定申告（準確定申告という）を行います。通常、公的年金だけで暮らしていた場合は申告の必要がありません。

▼ 準確定申告の有無

通常の給与所得者	会社で年末調整を行うので不要
給与が2000万円超／複数の会社で給与をもらっていた人	申告が必要
公的年金で400万円超収入がある人	申告が必要
自営業者で所得が38万円超の人	申告が必要

●個人事業の廃業

　親が個人事業を営んでいた場合は、税務署に廃業届を提出して、所得税や消費税の手続きを行います。もし子どもが事業を引き継ぐ場合は、開業届や青色申告の届出も必要になります。

● **相続税**

　明らかに相続財産の額が基礎控除（→P.142）の範囲内なら、申告の必要はありません。しかし、相続財産が多額で、配偶者控除や小規模宅地の特例などを利用すれば課税されないという場合（→P.144）は、申告する必要があるので要注意です。

　もし遺産分割協議でもめて、10か月以内に遺産分割協議がまとまらない場合は、それぞれの相続人が法定相続分で財産を取得したことにして申告・納税し、あとで話がまとまったら修正申告などを行うことになります。ただ、3年以内に遺産分割できない場合は小規模宅地などの特例が適用できず、結果として相続税が高くなる可能性があります。

◐ 税金に関わる手続き

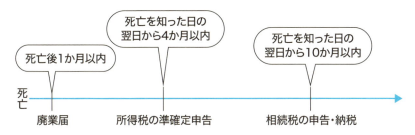

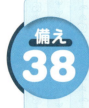

備え38 財産の相続手続き（遺言書がない場合）

預貯金や不動産など、親の財産を子どもの名義にしたり解約する手続きは、一見簡単そうですが、意外と難しいものです。他の相続人の協力を得つつ、効率的に進めていきましょう。

▌遺言書がない場合は手続きが煩雑になる▐

▼ 遺言書がない場合の手順

①戸籍謄本で相続人を確定する

親の出生から死亡までの戸籍謄本を収集します。子どもは必ず相続人になります。片親がいれば片親も相続人になります。

②親の財産の内容を調べる

財布や通帳、郵便物、納税通知書などから、どんな財産や債務があるか調べます。パソコンを調べて株式投資などをしていないかも確認しましょう。

③遺産分割協議をする

相続人全員で、誰がどの財産をもらうかを話し合い、決定したら遺産分割協議書をつくります。

④相続手続きを行う

預貯金の解約（金融機関）や不動産の名義変更（法務局、通常は司法書士に依頼する）などの手続きを行います。

▌戸籍謄本はなるべくまとめて収集する▐

預貯金や不動産などの相続手続きでは、故人や相続人の戸籍謄本の提出が求められます。手続きが終われば戸籍謄本の原本を返してもらえますが、原本が1通しかなければ、返還を待って次の手続きをすることになるので時間がかかります。スピーディにすませたい場合は、

財産の相続手続き（遺言書がない場合）　備え38

原本の返還を待たなくてすむように、複数の戸籍謄本を取得したほうがいいでしょう。

　戸籍のある土地が遠方にある場合は、通常、郵送で戸籍謄本を取得します。切手代や定額小為替がかさむため、なるべく1回でまとめて取得したいものです。戸籍謄本が必要な手続きをリストアップして、必要な通数を把握してから一気に取得するようにしましょう。

● **戸籍謄本を集める手間がはぶける制度がスタート**

　2017（平成29）年5月から、全国の法務局で「法定相続情報証明制度」がスタートしました。簡単にいうと、相続人が故人の戸籍謄本や相続人関係図を法務局に提出すれば、相続関係を証明する書面が無料で交付され、これを使えばさまざまな相続手続き（不動産登記や金融機関の解約など）ができるというものです。

　この制度を利用すれば、故人の戸籍謄本の収集が1回ですむので、相続手続きのたびに必要な分を役所から取り寄せる手間をはぶくことができ、相続人の手間や費用が抑えられるというメリットがあります。

相続放棄は3か月以内に

　親の財産を調べたら、実は債務（借金）のほうが多かったという場合は、相続放棄を検討したほうがいいでしょう。相続放棄をすれば、故人の財産も債務も一切引き継ぎません。この場合は、親が亡くなったことを知ってから3か月以内に家庭裁判所で相続放棄の申立をする必要があります。

　もし、借金がかなりありそうだが、総額がわからないという場合は、相続財産の範囲内でだけ債務の支払い義務を引き継ぐ「限定承認」の手続きを行います。

　このどちらかの手続きをしないと、原則通り、親の財産も債務もす

べて相続することになるので(単純承認という)、注意が必要です。

誰がどれだけもらうかは、一応法律で決まっている

　第5章でのべましたが、故人の財産を相続する権利がある人を「法定相続人」といいます。そして、法定相続人がどれだけ財産を相続する権利があるかという割合を、「法定相続分」といいます。

　たとえば、父親が亡くなったとき母親と子ども2人が残されていれば、その3人が法定相続人です。相続財産が3000万円の場合、母親の法定相続分は2分の1の1500万円、子どもはそれぞれ4分の1の750万円です。

　ただ、法定相続分はあくまでも目安であり、強制力はないので、必ずその通りの割合で財産を分ける必要はありません。相続人全員が合意すれば、母親が全財産を相続したり、3人で財産を平等に分けるといったやり方も可能です。

遺産分割協議は必ず結果を書面にまとめて

　親が残した財産のうち、どれを誰がもらうかという相続人全員による話し合いを「遺産分割協議」といいます。なかなか全員が納得するのは難しいものですが、結果的に損をする人が、「まあ仕方ないか」と納得できるように妥協点を探しましょう。誰かひとりが強く自己主張して、みんながいやいや従うというやり方では、あとでしこりを残すことになります。

　遺産分割協議がまとまったら、必ずそれを書面にしてください。みんなで決めたことがあとでひっくり返されるのを防ぐだけでなく、相続手続きの際に遺産分割協議書を求められることが多いからです。書面の書き方をインターネットや書籍で調べて、難しければ司法書士や行政書士などの専門家にアドバイスを求めましょう。

財産の相続手続き（遺言書がない場合）

　なお、遺産分割協議は相続人全員が参加しなければ無効ですが、必ず顔を合わせる必要はありません。メールや電話で話し合い、ひとりが作成した遺産分割協議書を、全員が持ち回りで確認して署名するという形でもかまいません。

遺産分割協議が決裂した場合は裁判所へ

　どうしても遺産分割協議がまとまらない場合は、家庭裁判所で「遺産分割の調停・審判」を申し立てることが考えられます。相続人同士だと、どうしても感情的なやりとりになりますが、間に第三者が入ることで冷静になれるかもしれません。

　また、調停や審判をせず、訴訟手続きを用いることもできます。たとえば、相続人や遺産の範囲、遺言書の有効性など、遺産分割の前提となる事実関係に争いがある場合です。訴訟する場合は、感情論ではなく、正当な法的主張ができるように、またスピーディな解決を目指すためにも、自分だけで何とかしようとせず、弁護士に依頼したほうがいいでしょう。

🔽 遺産分割協議がまとまらない場合の流れ

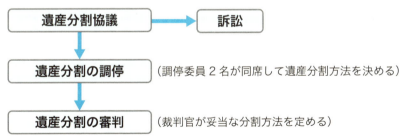

第6章　親が亡くなったあとの手続き

◐ 遺産分割協議書の例

遺産分割協議書

被相続人　　　　○○○○
本　　籍　　　　○○県○○市○○一丁目二番
生年月日　　　　昭和○○年○○月○○日
死亡年月日　　　平成○○年○○月○○日

被相続人○○○○の死亡により開始した相続について、共同相続人である妻○○○○（昭和○年○月○日生）、長女○○○○（昭和○年○月○日生）の2名で遺産分割協議を行い、次のように合意した。

一　相続人○○○○は、次の不動産を取得する。
土地　　所在　　○○県○○市○○一丁目
　　　　地番　　○○番
　　　　地目　　宅地
　　　　地積　　○○平方メートル

二　相続人○○○○は、次の預貯金を全額取得する。
　　○○銀行○○支店
　　　普通預金　口座番号○○○○○○○○

三　本遺産分割協議書に記載されていない被相続人の財産については、相続人○○○○が取得する。

以上のとおり、相続人全員による遺産分割協議が成立したので、本協議書を2通作成し、署名押印のうえ各自一通ずつ所持する。

平成○○年○○月○○日
　　　　○○県○○市○○一丁目二番三号　相続人○○○○　㊞
　　　　○○県○○市○○四丁目五番六号　相続人○○○○　㊞

※ 印鑑は実印を使用します。

財産の相続手続き（遺言書がない場合）

相続人に問題がある場合はどうする？

①未成年の子ども

相続人の中に未成年の子どもがいると、そのままでは相続手続きができない場合があります。たとえば、父親が亡くなり、母親と未成年の子どもが遺産分割協議を行う場合、母親と子どもの間で利害関係が衝突するので、母親は子どもの代理ができません。

この場合は、子どものために家裁で「特別代理人」を選んでもらい、遺産分割協議に参加してもらうことになります。もし子どもが2人いれば、2人の特別代理人が必要になります。

②認知症の相続人

親が高齢の場合は、未成年の子どもはいないでしょうが、配偶者も高齢である可能性が高いでしょう。たとえば父親が亡くなって、重度の認知症の母親が残された場合、そのままでは遺産分割協議ができないので、母親のために家庭裁判所で「成年後見人」（→P.141）を選んでもらう必要があります。

③行方不明の相続人

この場合は、家庭裁判所に不在者財産管理人を選任してもらうか、失踪宣告を申し立て、亡くなったものとみなしてもらいます（→P.140）。もし、その人以外の相続人全員で遺産の分け方について合意したり、他の相続人がその人の代わりに遺産分割協議書に署名しても無効です。あとで本人が帰ってきたときに大きな問題になるので、避けましょう。

⬇ 相続人に問題がある場合に行うべき手続き

未成年の子ども	特別代理人の選任
認知症の相続人	成年後見人の選任※
家出して生死不明の相続人	不在者財産管理人の選任または失踪宣告の申立

※ 法定相続分を相続させる場合は、選任不要との見解もあります。

第6章　親が亡くなったあとの手続き

財産の相続手続き（遺言書がある場合）

遺言書があれば、めんどうな遺産分割協議をする必要がなくなります。遺言書の内容に従って、粛々と相続手続きをすればいいのです。

▍遺言書がある場合は、内容に従って手続きする▍

ただし、自筆証書遺言の場合は、家庭裁判所の検認手続きが必要なので、多少手間と時間がかかります。

🔽 遺言書がある場合の流れ

①自筆証書遺言を探す

親が使っていた机や本棚、仏壇、金庫の中に遺言書が保管されていないか探しましょう。もし封印されている場合は、勝手に開封すると過料5万円が課せられるので、開封しないでください。

②公正証書遺言を探す

公証役場で自分が相続人であることを証明する書類を示して、親が遺言書を作成していないかパソコンで検索してもらいましょう。遺言書が存在する場合は、作成された公証役場を訪ねて、謄本を発行してもらいます。

③家庭裁判所に自筆証書遺言の「検認」の申し立てをする

検認は、相続人に遺言書の存在と内容を知らせるとともに、遺言書の偽造や変造を防止するための手続きなので、遺言の有効・無効は判断されません。もし疑問があれば、弁護士や司法書士に相談を。

④相続手続きを行う

検認が終わったら、遺言書をもとに預貯金や不動産などの相続手続きを行います。公正証書遺言は検認不要なので、そのまま相続手続きができます。

財産の相続手続き（遺言書がある場合）

▍遺言執行者を選んでもらう▍

遺言執行者は、遺言の内容を実際に行う人のことです。この人がいれば、相続人の代表者として単独で相続手続きができるので、あまり手間や時間がかからずにすみます。

遺言書の中で指定されていないときや、指定されたものの、すでに亡くなっているときは、家庭裁判所に遺言執行者を選んでもらうように申立てをするといいでしょう。

▍遺留分の減殺(げんさい)請求▍

P.134で説明したように、遺言書の内容が相続人の遺留分（最低限保証された権利）を侵害するときは、その相続人は遺留分の減殺請求をして自分の分を取り戻すことができます。

> ●**遺留分の減殺請求の方法**
> ①遺留分を侵害している相続人に対して、内容証明郵便で遺留分減殺請求通知書を送る
> ⬇
> ②どの財産を返してもらうかなど、相続人と話し合う
> ⬇
> ③話し合いがうまくいかない場合は、家庭裁判所に調停を申し立てる
> ⬇
> ④調停で解決できない場合は、地方裁判所に訴訟を起こす

この場合も、相続人同士で交渉すると感情的になったり、法廷できちんとした主張・立証ができない可能性が高いので、弁護士に依頼したほうがいいでしょう。遺留分の侵害を知ったときから1年（または相続開始から10年）で請求できなくなるので、要注意です。

第**6**章　親が亡くなったあとの手続き

親の残したものを片付ける

備え 40

親がいなくなったあとには、さまざまなものが残されます。親と同居していれば、家具や日用品はそのまま使えますが、別居しているとそうはいきません。

家財道具や身の回り品を処分する

　親が残した大量の家具や衣類、書籍、日用品などの中から、貴重品や再利用するものをより分けたうえで処分することになるので、大変な手間がかかります。

　不要品を処分するにしても、ゴミの分別方法は自治体で細かく決められているので、収集日に指定場所に出す必要がありますが、別居しているとタイミングよく出すのは難しいものです。また、家具などの粗大ゴミを出すために玄関先に運び出す手間もかかるし、処分費用もかさみます。

　もし自分たちだけで処分するのは難しいという場合は、家財道具や身の回り品を処分してくれる遺品整理業者に依頼することも検討しましょう。一軒家など遺品が多い場合は、費用が数十万円程度かかることもありますが、子どもが片づけのために何度も帰省する際の交通費や手間を考えると、仕方ない場合もあるかもしれません。その場合は、かかった費用をきょうだいで公平に負担しましょう。

　親が大切にしていたものや貴重品については、業者に頼む前に探し出して保管したほうが安心です。

▼ 残されたものの処分方法

①家具など、まだ使えそうなもの	子どもの自宅に持ち帰る、リサイクル業者に引き取ってもらう、粗大ゴミに出す
②貴重品、思い出の品など	相続人全員で相談して分ける
③明らかに不要なもの	ゴミとして捨てる

形見分けをする

　親が残したもののうち、高価な着物や宝石など価値のあるものについては、勝手に自分のものにしないほうがいいでしょう。法律的には、親が亡くなった時点で相続人全員の共有になっているので、本来は全員で話し合って分け方を決めるべきだからです。

　もし遺言書が残されていて、「この遺言書に記載していない財産はすべて長女に相続させる」といった一文があれば、このような細々とした財産は長女のものになります。もし、長女が他の人にあげてもかまわないと思うのなら、形見分けとして、法事などの際に他の相続人に好きなものを持ち帰ってもらえばいいでしょう。

死後の片づけを友達や業者に依頼する（生前契約）

　もし、親が今のうちに将来の遺品整理を誰かに頼んでおきたいという場合は、どうすればいいのでしょうか。

　特定の遺品整理業者に依頼する場合は、葬儀の生前契約と同様の問題が発生します（→P.110）。料金の前払いをすると、親が亡くなるまでに業者が倒産したり、途中で解約するときにトラブルになる可能性があるので、なるべく将来、実際に発生した費用を相続財産から払うようにしましょう。

　業者ではなく友達や親戚に頼む場合は、あとで「勝手に財産を処分された」と相続人に非難されないように、契約書を作成するべきです。後日のトラブル防止のために公正証書で死後事務委任契約書を作成するといいでしょう。

デジタル遺品の処理

　「デジタル遺品」とは、故人のパソコンやスマートフォンに残されたデータのことです。もし自分が死んだら、「勝手にパソコンや携帯電話

の内容を見られたくないなあ」と思う人も多いのではないでしょうか。とはいえ、親が亡くなったら、葬儀の参列者の連絡先を知りたいなどの理由で、内容を見ざるをえない場合もあるでしょう。

　問題は、携帯電話やパソコンにパスワードが設定してあって内容を見られない場合です。なるべく親が生きているうちに、「万一のときにアドレス帳が見られないと困るから」などと理由を話して、パスワードを教えてもらいましょう。指紋認証が可能なスマートフォンの場合は、一指だけでも自分の指紋を登録させてもらい、万一のときに内容にアクセスできるようにすると安心です。

SNSの処理

　ツイッターやフェイスブック、ブログなど、親が普段友達との交流に使っているものについて、死後どのようにすればよいのか（亡くなったことを読者に報告するか、アカウントを閉鎖するかなど）、あらかじめ親に希望を聞いておきましょう。

　ブログをそのまま放置すると、死亡を知らない人のコメントや面白半分の書き込みがあふれて、荒れた状態になるかもしれません。フェイスブックでは、死後にアカウントを削除するか、「追悼アカウント」にするかを事前に設定できます。将来、指定された管理人がメッセージや写真を投稿して、友人が故人をしのぶ場をつくることができます。

データ上の財務情報などに注意

　親が、インターネットで株式投資やネットバンキング、FXなどを利用している場合、死後、家族がそれを知らずにパソコンやスマートフォンを処分したら大変です。日頃から、そのような取引をしていないか確認し、IDやパスワードをエンディングノートに書くように頼みましょう。また、大切な写真データがある場合は、どのフォルダにあるかも

教えてもらってください。できれば日頃から、パソコンやスマートフォンの操作を教えるという形で、親のデジタル情報にアクセスできる環境をつくっておくと安心です。

実家の処分

親と別居していた場合、その家をどう処分するかを考えなければなりません。誰も住んでいない場合は、そのまま空き家にしておくと家がいたむので、ときどき帰省して風通しや掃除をする必要があるし、固定資産税や火災保険料などの維持費もかかります。放置する期間が長いほど家の価値が下がってしまうので、不動産の専門家に相談するなどして、早めに処分方法を決めましょう。

①子どもや孫が住む

親にしてみれば、子どもや孫が実家に住んでくれるのが一番うれしいのではないでしょうか。実家が子どもの学校やあなたの勤務先に近くて、まだマイホームを買っていない場合は現実的な選択肢になります。

ただ、親にマイホーム以外の財産がない場合は、遺産をひとりじめすることになるので、他のきょうだいともめる可能性があります。もし自分が将来その家に住むつもりがあるのなら、今のうちに親の死亡保険金を自分が受け取れるようにして、将来、他のきょうだいに代償金を支払えるようにするのもひとつの方法です。

②第三者に賃貸する

不動産業者に頼んで、誰かに家を貸すことも考えられます。その場合は、業者に支払う手数料などのほか、最初にまとまったリフォーム費用がかかり、入居者の入れ替えの際にもクリーニングや壁紙の張り

替えなどの費用がかかります。

③売却する

　家を売却すれば、それにともなう税金や手数料はかかりますが、その後、固定資産税などの維持費がかからないし、まとまったお金が手に入るので、それを相続人同士で分けあうことも可能です。

　ただ、地方の場合は買い手が見つかりにくいかもしれません。その場合は、実家の近所の人に買ってもらえないか打診するなど、買い手を探す努力が必要になります。

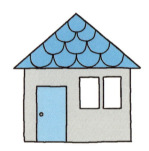

参考文献
- 杉山想子、結城康博、山口慎仁、尾形浄革　著
『見てわかる介護保険＆サービス 上手な使い方教えます』（技術評論社 2016）
- 遠藤英嗣著『新訂 新しい家族信託』（日本加除出版 2016）

付録

終活準備シート

親子で話し合ったことを、このシートにまとめてみましょう。延命措置や遺産分けの希望など、特に大事なことは署名と日付を書いておきます。財産管理が心配なら子どもと契約書をかわすなど、このシートをもとに具体的な「終活」を始めましょう。

終活準備シートは、弊社 Web にて PDF をダウンロード可能です（→ P.10）。そちらもご利用ください。

生い立ち

誕生にまつわること

名前		誕生日	年　　月　　日
名前の由来・誕生時のエピソード			

人生年表

年　月	出来事（学校・仕事・結婚など）
年　　月	
年　　月	
年　　月	
年　　月	
年　　月	
年　　月	
年　　月	
年　　月	
年　　月	

家系図

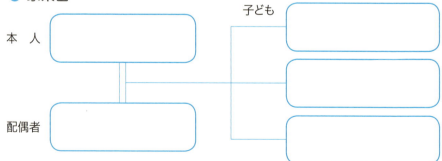

※ 親・兄弟姉妹・孫など適宜線を引いて記入しましょう。

自分の健康状態について

加入している健康保険

保険者名		記号・番号	

血液型・アレルギー

血液型	RH　＋　－　　　　　型		
アレルギー	☑ なし　☑ あり	内容・症状など	

かかりつけの病院

病院・診療科名	
担当の医師	電話番号
受診内容など	

病院・診療科名	
担当の医師	電話番号
受診内容など	

持病・常用している薬

病名・症状	薬の名前	備考

もしものことがあったときに

🔽 自分の代わりに判断してもらいたい人

第1順位	氏名		続柄	
	連絡先			
第2順位	氏名		続柄	
	連絡先			

🔽 脳死状態で回復の見込みがなく、死期が迫ったときの延命措置

☑ 最期まで、できるだけの延命措置をつくしてほしい

☑ 苦痛をやわらげる措置は希望するが、延命だけの措置は希望しない

☑ 延命措置は望まず、「尊厳死の宣言書」(リビング・ウイル)を作成した

　　　☑ 公正証書　　☑ 日本尊厳死協会
　　　☑ 自分で作成（保管場所：　　　　　　　　　　）

☑ 延命措置は望まず、尊厳死を希望することをここに宣言する

　尊厳死を望む理由：

署名：　　　　　　　　　　　　　　　　　㊞

日付：　　　　　年　　　月　　　日

介護が必要になったときに

現在受けている介護サービス

施設の名称・担当ケアマネジャー		連絡先	
サービス内容など			

介護をしてほしい場所や相手

私の介護をしていただく方へ伝えたいこと

私の性格		呼び名	
食べ物の好み			
好きなもの			
そのほか、お伝えしておきたいこと			

葬儀について

実施するか		葬儀社	
宗教		場所	
形式	☑一般葬　☑家族葬	費用	
喪主になってほしい人	名前：	続柄・関係：	
葬儀で使う写真（遺影）			
葬儀で使う音楽や花などその他の希望			

お墓について

🔽 **どんなお墓に入りたいか**

☑ 特に希望はない　　☑ 先祖代々受け継がれてきたお墓に入りたい
☑ 私や家族がすでに購入したお墓に入りたい
☑ お墓を新たに購入してほしい
☑ 合祀の永代供養墓に入りたい

名称・場所		連絡先	

☑ お墓に入りたくないので、散骨してほしい

散骨場所と理由		散骨をお願いした相手の名前と連絡先	

🔽 **どんなお墓に入りたいか**

名称		電話番号	
所在地		使用権者名・契約者名	
備考			

万一のときに知らせてほしい人の連絡先

名前		関係	
連絡先			
名前		関係	
連絡先			
名前		関係	
連絡先			
名前		関係	
連絡先			
名前		関係	
連絡先			
名前		関係	
連絡先			
名前		関係	
連絡先			
名前		関係	
連絡先			

財産管理について

預貯金

金融機関名		口座番号・種類など	
支店名			
金融機関名		口座番号・種類など	
支店名			
金融機関名		口座番号・種類など	
支店名			
金融機関名		口座番号・種類など	
支店名			

株式、投資信託、国債など

金融機関名		支店名	
口座番号		取引内容	
金融機関名		支店名	
口座番号		取引内容	

その他のおもな資産（不動産以外。純金積立、ゴルフ会員権など）

品目		取扱機関名		内容	
品目		取扱機関名		内容	

不動産

物件名		用途		名義	
所在地			備考		

🔽 人に貸しているお金（貸付金）

名前		連絡先		
金額	円	貸付日		返済予定日など

🔽 ローン、その他の債務

種類		借入先	
借入金額	円	完済予定日	
備考			
種類		借入先	
借入金額	円	完済予定日	
備考			

🔽 保証人

保証した相手（主債務者）		連絡先	
お金を貸した人（債権者）		連絡先	
保証をした日		金額	円
保証した理由など			

🔽 生命保険、損害保険、共済など

会社名		担当者名	
保障内容		備考	
会社名		担当者名	
保障内容		備考	

相続について

⬇ 相続人

法定相続人	氏名	法定相続分
入籍している配偶者		
子ども ※すでに死亡した場合は、孫		
父母 ※すでに死亡した場合は、祖父母		
きょうだい ※すでに死亡した場合は、おいめい		

⬇ 遺産相続の指針

財産をあげたい相手	財産の内容	理由など

署名：＿＿＿＿＿＿＿＿＿＿＿＿＿＿＿＿　　記入日：＿＿＿＿＿＿＿＿＿＿＿＿

⬇ 遺言書

☑ 遺言書を作成していません　　☑ 遺言書を作成しました

種類	☑自筆証書　☑公正証書	作成日	
遺言執行者		連絡先	
保管場所		備考	

私がいなくなったあとのこと

⬇ ペットのこと

名前		種類	
性別		生年月日	
好きな食べ物			
持病、かかりつけ医、お世話をお願いしたい人など			

⬇ パソコンなどにあるデジタルデータの処分

◉携帯電話・スマートフォン

契約会社名		名義人	
電話番号		備考	

◉パソコンなど

メーカー名		種類・型番など	
処理の希望			

◉ツイッター、Facebook などのアカウント、ID など

名称		アカウント、IDなど	
処理の希望			
名称		アカウント、IDなど	
処理の希望			

大切な人へのメッセージ

● 著者プロフィール

本田桂子（ほんだ けいこ）

1969年、奈良市生まれ。遺言相続コンサルタント。会計事務所勤務を経て、行政書士・1級ファイナンシャル・プランニング技能士、CFP®として遺産相続や遺言書作成などの業務を行うほか、エンディングノートの普及啓発活動を行う。経済産業省の「安心と信頼のあるライフエンディング・ステージの創出に向けた普及啓発に関する研究会」委員。2016年、司法試験に合格。著書に、『その死に方は、迷惑です』（集英社新書）、『エンディングノートのすすめ』（講談社現代新書）、『誰でも簡単につくれる遺言書キット』（永岡書店）など多数。

カバーデザイン：加藤愛子（オフィスキントン）
イラスト：西脇けい子
図版トレース：大西里美
本文デザイン・レイアウト：田中 望（Hope Company）

本書のご感想は下記の宛先まで書面にてお送りください。弊社ホームページからメールでお送りいただくこともできます。

【書面の宛先】
〒162-0846 東京都新宿区市谷左内町21-13
株式会社技術評論社　書籍編集部
「これで安心！親が70過ぎたら
必ず備える40のこと」係

■技術評論社ホームページ
http://gihyo.jp/book

これで安心！
親が70過ぎたら必ず備える40のこと
病気・介護・亡くなったあと

2017年　3月16日　　初　版　　第1刷発行
2017年　10月24日　初　版　　第3刷発行

著　者　　本田桂子
発行者　　片岡 巌
発行所　　株式会社技術評論社
　　　　　東京都新宿区市谷左内町21-13
　　　　　電話 03-3513-6150 販売促進部
　　　　　　　 03-3267-2272 書籍編集部
印刷／製本　日経印刷株式会社

定価はカバーに表示してあります。

本書の一部または全部を著作権法の定める範囲を越え、無断で複写、複製、転載、テープ化、ファイルに落とすことを禁じます。
©2017　本田桂子

造本には細心の注意を払っておりますが、万一、乱丁（ページの乱れ）や落丁（ページの抜け）がございましたら、小社販売促進部までお送りください。送料小社負担にてお取り替えいたします。

ISBN 978-4-7741-8783-9 C2047
Printed in Japan